弹穴调心

▼
田茂平 著

神奇的弹穴位情绪释放法

U0200442

学苑出版社

图书在版编目（CIP）数据

弹穴调心：神奇的弹穴位情绪释放法/田茂平著．—北京：
学苑出版社，2020.4（2021.6 重印）
ISBN 978 - 7 - 5077 - 5904 - 4

Ⅰ.①弹…　Ⅱ.①田…　Ⅲ.①情绪障碍 - 穴位疗法
Ⅳ.①R749.4 ②R245.9
中国版本图书馆 CIP 数据核字（2020）第 025859 号

责任编辑： 黄小龙
出版发行： 学苑出版社
社　　址： 北京市丰台区南方庄 2 号院 1 号楼
邮政编码： 100079
网　　址： www. book001. com
电子邮箱： xueyuanpress@ 163. com
销售电话： 010 - 67601101（销售部）、010 - 67603091（总编室）
印 刷 厂： 北京兰星球彩色印刷有限公司
开本尺寸： 880mm × 1230mm　1/32
印　　张： 5.75
字　　数： 134 千字
版　　次： 2020 年 4 月第 1 版
印　　次： 2021 年 6 月第 2 次印刷
定　　价： 58.00 元

出版说明

弹穴位情绪释放法，英文全称为 Emotional Freedom Technique，简称 EFT，意为"情绪释放技术"。此前，EFT 没有统一的中文译名，田茂平先生将其译为"弹穴位情绪释放法"，颇为贴切。在我国传统医药中，自古就有情志疗法。《黄帝内经》中讲到的情志疗法有移精变气法、情志相胜法、暗示法等。总体来说，中医对于情志疾病的治疗方法除了内服药物以外，就是祝由、劝说等，缺乏一种特别便捷而又安全的方法。弹穴位情绪释放法无疑填补了这个空白。

罗杰·卡拉汉（Roger J. Callahan）和理查德·特鲁波（Richard Trubo）合著的《敲醒心灵的能量——迅速平衡情绪的思维场疗法》于 2003 年在中国台湾出版繁体中文版，由林国光翻译。在思维场疗法（英文全称 Thought Field Therapy，简称 TFT）的基础上发展而来的 EFT，在中国一直鲜为人知。在 2008 年或更早，北京就有 EFT 相关的培训，但影响力较小。2014 年 1 月，百度上有了 EFT 的词条。

田茂平先生是第一次全面系统地将 EFT 介绍回中国的人。田茂平先生发展完善了 EFT 的理论体系和治疗方法，并结合自己多年针灸临床的经验，创立了弹穴调心疗法。

弹穴位情绪释放法在国外得到了成千上万人的认可，相信该技术在国内能够让更多的人受益。

弹穴位释放情绪的方法，读者在经过学习之后可以自行试验。如果涉及针刺、药物等治疗方法，请一定去正规医院或诊所请专业医生来执行。

黄小龙

2020 年 3 月 14 日

修订版孙永章先生序

　　本书介绍了一种简单、安全而有效的中医经络辅助疗法。该疗法最大的特点是找到了不良情绪和经络穴位之间的联系，结合了现代心理学，对患者进行情绪疏导。书稿中的理论都是中医经络和现代心理学的一些基础理论，没有故弄玄虚的演绎。弹穴位情绪释放法作为一种简单的外治疗法，对人体不会造成物理创伤。该疗法在世界各地应用了 30 余年，其有效率也得到了一定的验证。

　　中医一直讲究情志疗法，在当代，中医情志疗法的实际应用并不多。弹穴位情绪释放法无疑开了一个好头。而这种疗法由美国的罗杰·卡拉汉（Roger J. Callahan）博士和他的学生发明，在某种意义上也证明了国际学界对中国经络临床疗效的认可。

　　田茂平先生专注于弹穴位情绪释放法的研究与临床，至今已经 10 余年。其理论修养和临床技能都通过了实践的检验。

　　综上所述，本书的出版，定能利益大众，乐为之序。

中华中医药学会副秘书长　主任医师

2020 年 1 月 13 日

修订版汪卫东先生序

弹穴位情绪释放法（EFT）由罗杰·卡拉汉（Roger J. Callahan）博士研究中国经络而发明，继而经盖瑞·克雷格（Gary Craig）发扬光大，田茂平中医师将其从加拿大传入国内。弹穴位情绪释放法是源于中医经络理论，结合现代心理学而衍生的一种心理治疗技术。卡拉汉博士初创 TFT（思惟场疗法）时，该技术在美国因为敲击经络穴位的另类操作而不入西方心理学主流。后来，美国佛罗里达州立大学优选治疗 PTSD（Post-Traumatic Stress Disorder，创伤后应激障碍症）的技术，该技术脱颖而出。该技术以快速高效而著称，曾经以高达十万美元的学费传授，盖瑞学习并改良 TFT 为 EFT，EFT 的影响力超过 TET，进而被推广到全世界。

中医针灸已经传播到世界 183 个国家和地区，将针灸与心理治疗结合无疑是一种创新。田茂平中医师在加拿大从事中医针灸治疗，运用弹穴位情绪释放法治疗心理疾病效果良好，介绍回国内无疑是善举，值得介绍推广。此书修订出版，必将促进中医心理学的发展。

世界中医药学会联合会中医心理学专业委员会原会长

中国中医科学院广安门医院原副院长　主任医师

2020 年 1 月 9 日

修订版前言

时光如梭，本书第一版《心安有方——神奇的弹穴位情绪释放法》出版至今，已经五年多了。第一版出版以后，得到了广大读者的认可和喜爱。很多读者曾与我联系，告诉我他们运用书里的理论和疗法改善了自己的情绪状态，对我表达感激之情。看到自己写的书帮助到大家，这让我感到非常欣慰。第一版在市场上脱销已久，应广大读者的强烈要求，现出版本书的修订版。

弹穴位情绪释放法源于中国的中医经络理论。为了更好地体现这一疗法的中医特色，所以我们把修订版书名改为《弹穴调心——神奇的弹穴位情绪释放法》。在第一版中，我将弹穴位情绪释放法的理论和实际操作，都毫无保留地呈现给了大家。根据读者的反馈，大家也认可第一版的主体内容，所以这一版就没有做大的修改。补充修改更多的是在运用篇里，一是把恐惧症单独作为一章，二是补充了一些国内的案例。这样更加贴近国内的生活和工作，可以更好地帮助到大家。

我们人生活在世界上，无形的情绪时刻与我们相伴，好的情绪给我们带来喜悦，坏的情绪给我们带来痛苦。人类一直试图去理解情绪的产生和转换的机制，但是，从古至今我们对情绪的认识，一直没有掌握其核心部分。相当一部分理论还是停留在心灵鸡汤的层面：听起来有道理，但很难内化成自己的东西。进而用这些理论去实实在在地改善我们的情绪，则更是难上加难。究其根本原因：情绪是身体产生的，它储存在身体里，讲道理对解决情绪问题的作用非常有限！

弹穴位情绪释放法直接从身体入手。弹穴位情绪释放法就像那把打开心门的钥匙，一把钥匙开一把锁，方法找对了就可以快速有效地清除像羞耻感、内疚、怨恨、愤怒、忧伤、悲痛等负面情绪。毫不夸张地说，弹穴位情绪释放法对人体情绪的认识达到了人类前所未有的新高度。更为重要的是，这一释放负面情绪的方法简单、快捷、有效、无副作用，其效果是其他心理调节法无法比拟的。

按照美国心理学家大卫·霍金斯博士的情绪能量学说，人是一个能量体。荷载的负面情绪越多，人体的能量水平就越低，不仅自己会感受到痛苦，还会带来事业发展的不顺，家庭关系的紧张，子女教育的失败，身体健康受损等各个方面的问题。人体荷载的负面情绪越少，就意味着这个人的能量水平越高，内心就更平和、喜悦，带来的结果就是：家庭和睦、事业顺利、身体健康、子女健康成长等我们期待的结果。弹穴位情绪释放法就是这样一种清除各种负面情绪，提升情绪能量水平的卓有成效的方法。它不仅可以清除过往伤害带来的负面情绪，还可以随时随地释放日常生活中产生的各种压力和负面情绪。

本书是全球第一本由华人原创，介绍弹穴位情绪释放法（EFT）的著作。这种把中医经络理论和西方心理学的核心理念相结合而产生的心理疗法，让我本人的生活变得丰富多彩。在本书修订版出版之际，与广大读者分享一二。

本书第一版在国内出版以后，我就产生了要回国推广疗法的念头。2015年9月至2016年6月，我带着徒弟李晓霞女士在国内开展弹穴位情绪释放法的培训和推广工作。我们在北京、成都、西安、南京、常州，以及马来西亚吉隆坡等地开展了二十多场培训，期间受邀在中华中医药学会、台湾中医学会、中国针灸推拿协会的学术交流会上做弹穴位情绪释放法的主题演讲。

2019年8月，与北京当归中医学堂合作的弹穴位情绪释放法系列讲座上线，累计培训学员达1500人之多。从2014年底至今，弹穴位情绪释放法在国内，从鲜有人知到惠及数千人。这标志着在中国，人们学习弹穴位情绪释放法进入了一个新阶段。

经过这五年的教学、临床，以及学术交流，我不仅更加娴熟地运用弹穴位情绪释放法给诊所的病人提供治疗服务，还开发出一整套治疗心理疾病、减压、戒瘾和治疗失眠等疾病的标准针灸技术。把针灸与弹穴位情绪释放法结合起来，可以为病人提供更有效的多种治疗方案。

在临床上不断地运用和总结后，我体会到弹穴位情绪释放法不仅仅是一种情绪调节和治疗技术，它之所以对人的长期负面情绪有立竿见影的释放作用，是具有深刻道理的。这部分内容书中提及不多，这也是我们每个学习弹穴位情绪释放法的人，应当去探索、学习和领悟的地方。

本书由学苑出版社出版，我要感谢学苑出版社医药卫生编辑室主任黄小龙对本书的认可，并担任编辑工作。

我要感谢我的徒弟李晓霞女士。在我回到加拿大以后，她继续持之以恒地在国内推广弹穴位情绪释放法，她卓越的沟通能力也促成了修订版的出版。

感谢罗大伦博士。他不仅给本书第一版写序，还在他的中医讲座里大力推荐弹穴位情绪释放法，让更多的中医爱好者了解这种国际上流行的基于中医经络理论的新疗法。

感谢华夏基石管理集团的董事长彭剑锋先生。在北京期间，彭先生给我提供办公场所、培训场地、网上资源等诸多的无私帮助，并把这一疗法作为释放员工心理压力的有效方法推荐给企业客户。

感谢中华中医药学会副秘书长孙永章先生。孙先生在推广民间中医和促进国际交流方面做了很多工作，曾多次邀请我在相关的国际会议上做主题演讲，与中医同仁交流弹穴位情绪释放法。孙先生这次更是欣然接受邀请，为本书修订版作序，再致谢忱。

非常感谢世界中医药学会联合会中医心理学专业委员会原会长汪卫东先生的推荐，并为本书作序。感谢北京广安心理研究院常务副院长张守春先生对本书提出了宝贵的修改意见。

现在国内已是春暖花开，而我的窗外还是白雪满地。庚子年始于一场前所未有的冠状病毒疫情，疫情肆虐，无情地夺走了很多人的健康，以至于生命，让人们原本平静的生活变得紧张起来。疫情局势搅动着人们的心，让大家变得焦躁不安。如果本书能让人们焦灼的心安定下来，以平稳的心态去应对人生的种种无常，茂平会感到非常欣慰。祝福大家！

田茂平

2020 年 2 月 29 日于加拿大哈利法克斯市半程湖居

第一版罗大伦博士序

初秋时节，收到在加拿大行医的注册针灸师田茂平先生的书稿《心安有方——神奇的弹穴位情绪释放法》，读罢感觉心情为之一畅！

现代人的病，非常难治，原因是生活节奏太快，压力太大，导致很多人情绪不佳。这样就会出现肝气不舒、气血失调的情况，最终导致身体患病。因此我观察到的结论是：现代人身体之病，绝大多数与心病有关，甚至，根本就是来自于心病。

但是，如何调整情绪，确实是非常困难的事情。很少有人天生具有完美的自我调控能力。我们中的绝大多数人，都是凡夫俗子，都需要学习，通过学习和修炼，来帮助自己走出低谷，避免身心受到伤害。

而田先生的这本书，为我们打开了一扇大门。这套方法，是中医在海外开花结果的典型案例。国外的学者，通过自己的领悟和研究，在中医经络理论的基础上，找到了不良情绪与经络穴位之间的联系，并通过弹穴位的方法，有效地调整情绪。尤其可贵的是，他们通过大量的研究，用科学数据证明了其有效性。而田医师又在临床中广泛应用，积累了丰富的经验。田先生写得非常具体，很精彩，深入浅出，可读性强。我相信，这套弹穴位法对国内的广大读者，是个福音，对于大家化解不良情绪，将起到很大的作用，读者将为之受益。

中医，是我们祖先留给人类的宝贵财富。现在，我们非常高兴地看到，越来越多的海外人士，投入到发展中医的行列，很多外国学者所做的研究，令人刮目相看。我们现在看到的弹穴位疗法，就是外国学者对中医理论的一个新的贡献。这对国内的中医人也是一种鞭策，海外尚且进步如此飞快，我们作为中国人，要更加努力了。

希望，弹穴位法在中国可以帮助到更多心灵处于困苦中的人；希望，中医在保护全世界人民的健康方面起到更大的作用！

罗大伦　谨序
2014 年 10 月 18 日于沈阳

第一版彭剑锋教授序

　　茂平是我的大学同班同学，去年十月我们老同学在北京济济一堂，庆祝毕业三十周年，茂平不远万里从加拿大回到北京参加聚会。同学们都知道他曾经历过一段人生的挫折与磨难，但一见面，从他身上看不到一丝的抱怨和沮丧，而是一种气定神闲、不失乐观的神情，大家都暗自称奇。他给同学们介绍说之所以有这样好的心理状态，是因为研究和践行弹穴位情绪释放法清除了心理阴影，把过去的苦难完全放下了，从内心深处接受自己并开始新的生活。

　　弹穴位法的神奇和在茂平身上体现的功效，激起了大家的兴趣，我们都希望他写一本书，把弹穴位法介绍到国内来，让更多的人都能受惠于这个方法。茂平说他会的，回到加拿大以后他就开始写作，并在微信里不断向大家通报写作的进展，初稿出来以后还发给大家征求修改意见。经过一年的努力，茂平的大作终于面世，这是他十来年倾心研究中医理论和弹穴位法的最新成果，可喜可贺。

　　我是从事人力资源管理教学、研究和咨询实践的，在长期的深入企业的咨询实践中，我深深地体会到，企业经营的本质就是经营客户与经营人才，而经营客户最终是经营人，经营人的最高层次是经营人的心理，是提升员工的心理价值体验与快乐指数。尤其是我们所处的时代，是一个质变和不确定的混沌时代，是一个人生价值迷惘、精神家园荒芜、幸福感下降、充满躁动和不安的转型变革时代，企业家和员工都需要在心灵层面上寻求慰藉、缓释压力，茂平这本书的问世，无疑为我们开启了一扇心安有道的大门。

我在青少年时期练过十余年武术，对于经络穴位理论略知一二，对中医推拿稍有心得。中医讲究"通则不痛，痛则不通"，疾病治疗总的原则就是活血化瘀，打通经络。人的生理和心理失调都是经络不通造成的，从理论上说打通经络就可以恢复人体的平衡，从而治疗生理和心理的疾病，保持身体和心理健康。弹穴位法把中医的这一理论推广到了心理疾病治疗和情绪调节领域，是对传统中医理论运用的一大发展。弹穴位法的可贵之处在于它没有故弄玄虚的理论演绎和说教，而是回归人的自我认知与认同，倡导完完全全认可和接受自己的理念，对人生不快进行自我调理与调适，将生命旅途中的不幸遭遇所形成的阴影轻轻拭去，注入快乐前行的正能量，在弹穴位之中寻求心安身正、健康快乐的心态。这正是在质变与不确定的互联网时代我们应该具备的一种思想意识和境界。唯有如此，我们才能成为一个独立平等，对己对人友善，内心强大而充满使命感的人。

弹穴位法不仅可以在中国传统医学理论与实践中找到渊源，而且具有现代西医的学理基础，弹穴位法在三十年前由美国的心理医师首先发展出来。包括哈佛医学院在内的十个国家的科研院所进行过六十余次的科学实验，都证明弹穴位法是非常有效的。茂平积极进取，善于学习，大胆开拓，把传统和现代、东西方的优秀文化和最新的科研成果融合在一起，在流传于西方国家的弹穴位法的基础上，根据切身的体验，大量的临床实践和深入的理论研究，为这一方法注入了新的内容和新的成果，并努力在东西方医学理论融合创新的基础上发展出一套身心双治、身心双养的整体治疗和调理的全新模式。这无疑将是一大创举，也将是对国人身心健康的一大贡献。

命运对每个人都是公平的，人之所以有幸运或者不幸，和自己的价值观和人生态度有很大的关系。茂平最大的幸运，恰恰就是他做到了在逆境之中始终充满正能量，始终以乐观、善待他人的心态去对待社会的不公和人生的磨难，始终期许以一技之长为社会创造价值，为他人带来快乐与健康，与其说本书是茂平呕心沥血写出来的，不如说是茂平人生价值追求和人生态度的真实写照！看得出，茂平是用心去写作的，相信读者也会用心去读！用心去领悟作者的意境和豁达的生活态度，在领略弹穴位法的神奇功效之中，快乐活着，健康一生！是为序。

中国人民大学教授、博士生导师
华夏基石管理咨询集团董事长
中国人力资源协会企业家分会会长
彭剑锋
2014 年 10 月 20 日于北京

第一版前言

2013 年 4 月，我回成都探亲访友，见到多年不见的朋友于华先生。他来往于中国和格鲁吉亚之间经营生意。我同他聊起我这些年研究一种称为"弹穴位法"的心理和情绪调节技术。我给他讲了弹穴位法的原理。我这位老朋友以前是北京农业大学兽医专业出身，出于对生物体的深刻理解，他感觉我给他讲的弹穴位法的理论是有道理的，非常想知道弹穴位法是否如我讲的那么有效。在接下来的几天里，他联系了他的弟弟、弟弟的朋友、他自己的几个朋友，让我用弹穴位法帮助他们清除心理阴影。结果是这几次帮助他朋友清除心理阴影的效果非常好。于华先生就很热心地鼓励我把这个方法介绍到国内来。

我通过弹穴位情绪释放法打开了自己的心结，这几年也一直在研究这个方法，并把它运用于临床上，取得了非常好的效果，在我的诊所就发展出一种身心整体调理的模式。自己有一些心得，一直有写成一本书的愿望。看到国内的朋友非常接受这个疗法，更坚定了我写书的想法。回到哈利法克斯以后，我就试着写一些博客，自己也申请了一个网站，把写的东西放在网站和博客里和网友进行交流。

我正式开始写这本书还是在 2013 年 10 月回北京参加

本科毕业三十周年和研究生入学三十周年同学聚会以后。在同学聚会的时候，老同学们在一起畅谈这三十年在社会上摸爬滚打的心得和体会。我的同学现在有的是政府高层，有的是学术权威，有的成为了商界精英，而我现在只是一个针灸师，反差挺大的。但是，同学们从我的神情和发言里看不到我沮丧和自卑，而是可以面带微笑、轻松自如的侃侃而谈。我知道他们会感到奇怪，这位田同学经历过这样大的打击，是怎么做到心态这样好的呢？我免不了要把如何接触到弹穴位法帮助自己打开心结，放下内心的包袱重新上路的过程给大家介绍一下。他们了解以后，对我没有沉湎于过去的苦难而能迅速走出来表示赞赏，并纷纷想了解弹穴位法。

从这两次回国和我的老朋友、老同学交流和介绍弹穴位法，我看到国内的朋友非常需要这样一种简单而有效的心理和情绪的调节技术。弹穴位法是基于中医经络的概念，他们接受起来非常自然。这样，写一本书把弹穴位法介绍给国内的朋友就正式提上了日程。

这是我第一次尝试写书。是弹穴位情绪释放法帮助我克服了胆怯心理，让我有信心把这本书写出来。回到家里以后就开始认认真真地实施写作计划。第一稿写得比较顺利，从2013年10月下旬开始写作，到2013年的圣诞节就完成了，基本上是把这一些年自己研究的成果整理成文字。但之后的修改过程就没有那么顺利了，在编辑的建议和朋友的帮助下，书稿从结构调整到文字修改，历经五稿。它就像一个难产的孩子，终于和大家见面了，呱呱落地的那一刻，所有人都充满喜悦和对未来的期盼。

经络理论在身体治疗方面的运用在我们中国有几千年的历史了。而系统运用经络理论并结合西方心理学的一些理念治疗心理疾病和调节情绪，从理论和实践上才刚刚开始，有无限的发展空间。我正好在一个合适的时间学习到了弹穴位法，把学习心得整理成册，希望读者能从中收益。同时，以期抛砖引玉，希望更多的有识之士参加到弹穴位法的研究和推广中来，为发扬光大祖国的传统文化并为现实生活服务而贡献力量。

最后，由于这个方法正处于起步阶段，需要进一步探索的内容还很多。我只是尽可能的将现在的研究成果和治疗经历呈现出来，在理论上还待完善。也由于书中涉及许多精神层面的内容，对任何人来说都是比较复杂的领域，由于我个人水平有限，这里只是把现有的研究成果，个人的学习体会和实践经历与大家交流，一定还有许多瑕疵，请不吝赐教为盼。

田茂平

2014 年 10 月

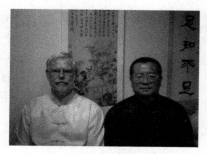

■鲁迪和田茂平

阿尔·鲁迪先生的感言

　　您好！我是阿尔·鲁迪。是一名专业弹穴位法训练师。在过去的八年里，我运用弹穴位情绪释放法开讲座和提供咨询服务，帮助本地和世界各地的人们平衡情绪以取得平静和幸福的生活。我很享受自己的工作。

　　田医师六年前来参加我的一个讲座。我们从此成了好朋友。田医师有一颗仁慈的心，富有开拓精神。他深入研究弹穴位法并运用于临床上。通过努力，他已经精通弹穴位法。三年前他告诉我他打算写一本书把弹穴位法介绍给中国人民，我很高兴他实现了这个愿望，我为他感到自豪。

　　在田医师的书出版之际，我借此机会告诉中国的读者们，中国人创造了辉煌的文明，弹穴位技术就是基于中医的理论发展起来的。现在，全世界上百万人不仅受益于针灸，还享受弹穴位法带来的好处。

作为人类，我们都面临着快速发展的社会带来的压力，一个有效的情绪管理工具是非常必要的。弹穴位法就是这样的工具。我很高兴地看到在田医师的努力下，弹穴位法正走在回家的路上。

祝福所有的中国人都有平安幸福的生活。继续弹穴位吧，我的朋友！

您真诚的

阿尔·鲁迪

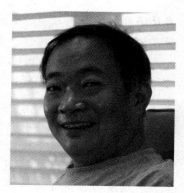

■黄小龙

黄小龙先生的感言

您好！我是田医师的朋友黄小龙。田医师这些年潜心研究弹穴情绪释放法取得了丰硕成果，可喜可贺。

我自己多年经商。商场如战场，其中波澜起伏，强手如林，优胜劣汰，经常有竞争压力带来的心理压力，以前不知如何疏导自己的心理压力，不时陷入困惑之中。自从田医师倡导弹穴位法之后，我近水楼台先得月，每当遇到较大问题必须面对时，总是用该法敲击穴位，并反复诵读田医师教的口诀，让自己面对现实，接受现实。用弹穴位法疏导压力，经常取得奇效，我可以用很坦然的心情面对自己遇到的困难和波折，大幅降低了商场风云变幻给自己带来的负面影响。我相信，商海如斯，人生亦然。我因而成为了田医师弹穴位法的坚定支持者。

我曾经参加了田医师在圣玛丽大学举办的弹穴位法的讲座。听众有三十多人，大多是圣玛丽大学的教职人员。在一个小时的讲演里，田医师用英语深入浅出地给听众介绍了经络、气、穴位这样的中医理论，教会了大家如何使用弹穴位法来调节情绪，还现场帮助听众清除心理阴影，减轻心理压力。讲座非常成功，得到大家的热烈掌声。我感觉弹穴位情绪释放法对于正常人群调节情绪、减轻心理压力非常有效。

本书里提到的肯特的一家，就是我介绍给田医师的。我旁听了这次田医师用弹穴位法对肯特家庭的集体心理疏导，亲眼见证了田医师用非常丰富的专业知识，帮助肯特的孙女、儿子和儿媳妇疏导心理，取得了非常好的效果。肯特一家对田医师的帮助都非常感谢。书里讲的是真实的心理疏导过程。田医师热心地用弹穴位法为病人解除心理疾患，并立志推广弹穴位法以帮助更多的人清除心理阴影，治疗心理疾病，减轻心理压力。这是一项为人造福的事业，祝田医师万事如意！

黄小龙

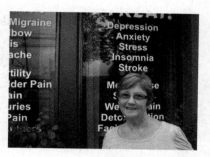

■玛丽娜·勒布朗

玛丽娜·勒布朗女士的感想

有一次我到天元堂去做针灸治疗。当我告诉田医师自己感觉心理压力很大，田医师就教了我一种弹穴位的自我情绪调节法。我学会以后的几个星期里经常会按这个方法弹一下穴位。那段时间我是负责省里国际留学生事务的。我并不很确定这个方法是否能帮助我减轻压力，但那段时间我的确感觉心情平静。我当时还意识不到是弹穴位产生的效果。

一天晚上田医师举办一个弹穴位法的讲座，我和我丈夫都去听了。参加完这个讲座，我对弹穴位法有了一个更深入的理解，才意识到是弹穴位让我在那段时间没有因为一些小事不开心而产生压力感和烦躁情绪。从此，我更加自觉地弹穴位。我感到更爱自己，感到自信和有安全感以应付日常生活和工作中的压力。我更加喜欢我的学生，他们也更喜欢我了。如果遇到问题，我依然会弹穴位。不沉湎在过去，没有压力的日子感觉真是太棒了！有田医师和袁医师在身边真是非常感恩。

玛丽娜·勒布朗

Marina LeBlanc

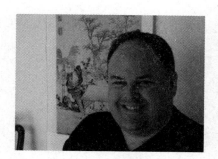

■汤姆斯·弗朗

汤姆斯·弗朗的感言

您好！我是汤姆斯。长期以来，我都有非常强的自卑感，并患非常严重的抑郁症，丧失了社会活动和工作的能力，因此我已经有十年时间没有工作了，靠政府发给的伤残补助生活。我没有朋友，和我八十岁的老母住在一起，天天晚上在家里看书就是我全部的生活。我虽然是中年人，但在我心里还是像一个没有长大的孩子一样，对母亲有强烈的依赖感。

以前我去看过心理医师，但最后都因为没有效果被放弃了治疗。自从来看田医师和运用弹穴位法，我又看到了人生的希望。现在，弹穴位成了我每天要做的事，我心里感到不安就用弹穴位法让自己平静下来。田医师是唯一可以给我指导的人，没有他我不知道自己的生活要如何进行下去。

汤姆斯·弗朗

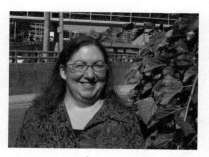

■茱莉亚

茱莉亚夫妇的见证

我在天元堂（I Stop Pain Acupuncture Center）治疗已经有5年了，而我的丈夫布莱德在天元堂治疗也有3年时间了。

我的丈夫有躁郁症、陌生环境恐惧症和收藏书籍的强迫症，他对针也有恐惧症。我过去无法想象他会接受针灸治疗。当他看到我的慢性痛症在经过针灸治疗得到改善以后，他也同意接受针灸治疗。

有一天，在我开始治疗之前和田医师交谈，他给我讲到他用弹穴位疗法帮助创伤后应激障碍（PTSD）的病人。我对他说："布莱德不一定是PTSD，但他的焦虑症水平和陌生环境恐惧症和PTSD很相似。"下次在布莱德去治疗时，田医师就用弹穴位法帮助布莱德。在过去的 6 个月里，布莱德在家经常自己用弹穴位法调节心理。

布莱德症状的改善是渐进和微妙的，但也是非常明显的。在以前的十多年里，布莱德只要一出门，身体就不停地颤抖，而现在布莱德在外面行走不会颤抖和狂出汗了。他以前就像一匹带上眼罩的马，只想往前奔而对周围的环境视而不见。他只想从一个室内环境赶快到达目的地。而最近，我们参加了一个 100 天的室外挑战活动，我们要徒步 100 次，到达 100 个目的地，我注意到布莱德现在可以放松地欣赏一路的风景了。

这是田医师教布莱德弹穴位以后的变化。

我自己经常运用弹穴位法，我发现弹穴位法帮助我平复了工作环境里产生的焦虑情绪，让我的注意力不再纠缠于现在的不快而转向未来。

茱莉亚

Contents

目 录

第一章
什么是弹穴位情绪释放法

弹穴位情绪释放法（一下简称"弹穴位法"）是一种基于现代心理学中国传统经络学理论的心理治疗技术，具有调节日常情绪、清除心理阴影、改善心理亚健康、治疗心理疾病、提高人的自信心和幸福感等多方面的作用。它简便、易用、效果好，可以作为医务人员、心理咨询师、心理辅导老师等的心理调节工具，也可以作为个人自我情绪调节的工具。您掌握了它，就像拥有一个随时候命的心理教练。

弹穴位法的产生和发展

经络理论和针灸的运用，已经有两千多年的历史了。经络理论属于中医学，但弹穴位法却是由一个美国心理医生发明的。30多年里，弹穴位法家族中诞生了思想场疗法、情绪释放法、快速情绪释放法、轻弹解决方案等。弹穴位法被介绍到中国来，是一个奇妙的文化传播轨迹，它是中华传统文化的种子在域外开花结果的产物，带有别样的气质但依然会让我们感到非常亲切。

要介绍弹穴位法的发展过程，还得从针灸在全世界流行说起。针灸在我国的传承有几千年的历史，但在西方国家的兴起和发展只有短短的 30 多年的时间，而弹穴位法——一种"不用针的针灸"用于调节情绪和治疗心理疾病的方法，几乎在针灸传入西方的同时就被创立和发展起来了。

一、詹姆斯·瑞斯顿（James Reston）将针灸推介给西方

1971 年 7 月，美国国务卿基辛格为尼克松总统访华做前期准备，秘密来到北京。随行的纽约时报社副社长瑞斯顿在北京期间，不幸得了急性阑尾炎，在北京某医院做阑尾切除手术。躺在手术台上，他看到穿着白大褂的医生们手里拿着的不仅有手术刀，还有一根根闪闪发光的银针。医生们告诉他这是"acupuncture needles"（针灸针），用于替代麻醉剂在手术当中镇痛。医生们还告诉他，这是一种流传了几千年的古老治疗技术。针刺麻醉时病人是清醒的，医生一边和他聊天，一边把针插入他身体的相应穴位，然后开始做手术。整个手术过程很顺利，手术后的止痛也是用针灸来完成的。瑞斯顿大呼神奇。1971 年 7 月 26 日，一篇关于针灸治疗技术的报道就在他充满激情的描写下通过《纽约时报》传遍了全世界。

这篇报道不仅成为了瑞斯顿先生职业生涯里的经典报道，而且启发了西方人对针灸的认识。改革开放以来，中国不仅有大量技术、资金的引入，还有技术和人才的输出，针灸技

术和针灸医师就位列其中。由于西方人对中药的接受度较小，原来以开药方为主的中医师大多改为用针灸治疗，扎实的理论基础让他们的治疗得心应手。针灸在美国和其他西方国家以令人信服的疗效帮助人们解除了痛苦，西方人张开双臂欢迎这根来自古老东方的神奇银针进入他们生活。在美国、加拿大以及欧洲各国，针灸治疗从无到有得到了很大的发展，很多人通过针灸治疗，不仅治好了病痛，也从针灸师那里了解了气、阴阳、经络、穴位等中国传统文化概念。

二、罗杰·卡拉汉博士首先发现弹穴位可以治疗心理疾病并创立思想场疗法

注意到针灸神奇疗效的当然不仅是病人，还有针灸师的同行——美国的医生们，其中一位就是已故的美国著名心理治疗师罗杰·卡拉汉博士。卡拉汉博士毕业于密歇根大学，并在锡拉丘兹大学获得博士学位。他曾经担任过美国婚姻和家庭心理治疗师协会（The American Academy of Psychologist in Marital and Family）的主席。卡拉汉博士长期从事临床心理治疗，也担任一些大学心理治疗学的教学工作。他不仅是一个心理治疗师，还充满人道主义精神。他对西方传统的心理治疗法的治疗效果不甚满意，一直在探索更加有效的心理治疗方法以帮助他的病人。在30多年前，58岁的卡拉汉博士已经走到了他职业生涯的末期，他的努力终于有了回报。正当针灸被引入美国的时候，他立刻就被来自东方的经络理论迷住了，虽然他并不知道如何使用针灸，但他在无意中发现了弹穴位可以治疗心理疾病。他的学生之一，盖理·克雷格先生就讲述了这样一段故事。

1983 年，卡拉汉博士有一位叫玛丽的女性心理病人，患

有一种奇怪的对水的恐惧症。她见到水会产生一种莫名的恐惧，她怕见水，更怕去沾水。人是离不开水的，这样的恐惧对她的生活产生了多重的干扰。玛丽非常地苦恼，来寻求卡拉汉博士的帮助。卡拉汉博士用西方传统的心理疗法给玛丽治疗了半年时间，但是玛丽对水的恐惧症没有丝毫改善。玛丽痛苦，卡拉汉博士感到爱莫能助也很着急。正好他那段时间对经络理论感兴趣，正在自学这方面的知识，他从经络理论中窥测到了心理疾病和生理失调之间的神秘联系。

有一天玛丽又来看病，卡拉汉博士问她，除了对水有恐惧感以外，身体上有什么地方感到不舒服。玛丽告诉他在胃部感到有一些紧，不舒服。卡拉汉博士大胆猜测玛丽的胃经有所堵塞，就试着在玛丽的足阳明胃经上的承泣穴轻轻的弹了几下，观察玛丽的反应。结果惊喜地发现玛丽突然感到对水的恐惧症消失了，同时胃部也不难受了。为了验证玛丽的感觉是否真实，卡拉汉博士把她带到了后院的游泳池边上，结果发现玛丽不仅不怕水了，还可以蹲在游泳池边上玩水。这样出人意料的结果让人欣喜若狂。从此以后，玛丽对水的恐惧症就消失了。卡拉汉博士觉得这不是一个偶然的现象，他由此走上了研究用弹穴位治疗心理疾病的道路。通过很多的临床试验，他得出一个结论：所有的心理疾病都是能量系统受到干扰，也就是经络不通造成的。弹穴位治疗技术研究成熟以后，他注册了“思想场疗法”（Thought Field Therapy，TFT），并开始收徒授课。在过去的 30 余年里，卡拉汉不遗余力地推广 TFT，他所创立的这种疗法为经络理论在情绪调节和心理治疗领域的运用推开了一扇大门。而发现大门里面丰富宝藏的是他的学生盖理·克雷格（Gary Craig）。

三、情绪释放疗法的创立

盖理·克雷格现在也是 70 多岁的老人了。他是美国斯坦福大学工程系的毕业生，主要从事销售工作。为了把销售工作做好，他一直在研究人的心理活动。他和卡拉汉博士都生活在美国的加州，盖理·克雷格听过卡拉汉博士的心理课程。当他听说卡拉汉博士在教授一门效果奇佳的新的心理治疗技术的时候，他就去学习。当时卡拉汉博士教授 TFT 的学费高达 10 万美元。

克雷格先生也是创新意识特别强的人。他学习了 TFT，但是也发现了 TFT 的局限性——它沿用了一般针灸治疗的思路，心理咨询师根据病人的症状来诊断是哪一条经络出现了问题，再决定选用相应的穴位弹打进行治疗。如果诊断的技术不过关，选的穴位就不准确，治疗效果就有限。就像中医里的理、法、方、药都要恰到好处治疗才有很好的效果。克雷格认为 TFT 虽好，但对经络的理论知识和专业技术要求较高，只适合于专业人士掌握，并不利于推广给一般的群众使用。

作为销售精英的克雷格先生对福特汽车的生产模式和麦当劳的商业模式是再熟悉不过了。他知道要把这种疗法向大众推广，必须解决操作过程标准化的问题。他开始在 TFT 的基础上研究如何对这一治疗技术进行标准化。他了解到，按经络理论，人体的 12 条正经再加上任脉、督脉，一共是 14 条大的经络。经络是一个封闭的循环系统，每一条经络既相对独立，又互相连接，经气在这 14 条经络里不断流转，无始无终，每一条经络都是相通的。针灸有远端取穴的方法，他就想能否在每一条经络上各选一个穴位进行弹打，以打通整条经络。如果这个方法可行，打通所有的经络就可以简化为弹打十几个标准的穴位。幸运的是，克雷格先生的设想被临床验证是可行的。克雷格先生将这种方法在本地运用积累了一些经验，继而为十几个有海湾战争综合征的美国退伍军人进行了免费的心理调节，使他们的症状都得到了改善，治疗非常有效。

这种不管是什么样的心理疾病都弹同样穴位的方法大大降低了操作难度，成为了人人都可以掌握的情绪调节和心理治疗的工具，为大规模的推广创造了条件。克雷格先生把他的方法注册为"情绪释放技术"（Emotion Freedom Technique，EFT），并通过互联网向全世界心理爱好者推广和教授这个课程，使其迅速推广，在克雷格先生退休之前，他创立的网站www. emofree. com长期在全球替代疗法类别的网站访问量中位居前三名。全世界有上百万的人从这个网站中下载EFT学习手册。克雷格先生还以很低的价格出售EFT的DVD学习资料。在过去的20年多里，在西医占绝对统治地位的西方世界里，不仅针灸治疗得到了很大的发展，被戏称为针灸的"表妹"的EFT也在世界范围内迅速推广，成了情绪调节和心理治疗领域的一朵绚丽之花。

四、EFT进入美国主流社会

2012年12月17日，在美国康乃迪克州纽镇一所小学发生了一起枪击事件，造成30名学生和教师身亡。事件发生以后，弹穴位法的咨询师组成了志愿队在第一时间对受害者家属进行了心理调节。就此，哈佛大学医学院心理治疗系的教授埃里克·拉斯科瓦茨（Dr. Eric Leskowitz, MD）有这么一段讲话："基于我自己的临床经验和我的研究，像纽敦镇（枪击事件）这种突发悲剧给个人和群体造成严重心理创伤的情况，

EFT 是首选的、快速的干预和治疗方法。"拉斯科瓦茨教授的这段话，标志着 EFT 已经被很多西方权威心理学界人士所认可。

EFT 进入美国的主流社会，引起各界热烈反响。任何一种创新都不可避免地会受到来自主流科学界的质疑，EFT 也不例外。但弹穴位法有三点过硬的地方：一是见效快，立竿见影；二是安全，就是用自己的手指在手上、脸上、身上的十几个穴位轻轻地弹，没有一点点不安全的因素；三是多年来的科学实验都证明其非常有效。因此，弹穴位法在近些年得到了快速发展。

在弹穴位法被推广到美国主流社会的过程中，尼克·奥特纳（Nick Ortner）先生发挥了很大的作用。他是一个阿根廷移民的后裔，10 年前通过朋友接触到 EFT，当时他和他的家族成员还在经营房屋翻新的生意。2007 年，美国的房产市场动荡，他的生意也日渐冷清，他总借贷规模达百万美元。他觉得 EFT 有推广的价值，就突发奇想，拉着他学习传媒的妹妹杰西卡和一个好朋友一起做了一套关于 EFT 的 DVD。他从信用卡上借了 4 万美元，买了专业的录像设备。一方面采访了十余位美国的社会名流，比如《心灵鸡汤》的作者杰克·坎菲尔德（Jack Canfield），让他们评价 EFT 的效果。另一方面，他们组织了美国和加拿大十几名心理疾病患者，把他们集中到一个度假村中。让 EFT 的治疗师给他们免费治疗，并把这个过程通过摄像机记录下来，制成了一套高质量的介绍 EFT 的 DVD，名为"弹穴位解决法"（Tapping Solution）。这盘 DVD 销售情况非常好。其后，尼克·奥特纳搭建了网络平台推广 EFT，其网站为 www. tappingsolutions. com。他每年还举办全球 EFT 的网上交流峰会。在 2013 年和 2019 年的峰会上，来自全球的超50万人同时在线聆听专家讲解，交流心得。2013年，尼克·奥特纳先生出版了他的第一本书《弹穴位解决法》（*The Tapping Solution*），并获得了《纽约时报》2013年4月公布的最畅销图书作者奖。尼克·奥特纳先生在推广弹穴位法上取得了很大的成功，为弹穴位法为美国主流社会所接受作出了卓越贡献。而他的妹妹杰西卡·奥特纳2014年5月出版了著作《弹穴位解决方案：减肥和身体自信》（*The Tapping Solution For Weight Loss & Body Confidence*），被海外媒体广泛报道。

名人效应也促进了弹穴位法的推广。在尼克·奥特纳用弹穴位法进行心理辅导的人里，有一位美国家喻户晓的美女作家克丽斯·卡尔（Kris Carr）。这位美女作家有一个励志的传奇经历。2003年，31岁的她被检查出患有一种罕见的癌症，美国的医生明确告诉她，这样的癌症西医没有任何的治疗手段，无法帮助到她。克丽斯是一个不向命运低头的人，她决定把命运握在自己手里，通过自我调节来保持健康。她开始学习自然疗法，特别是中医理论。她调整饮食结构，吃绿色食品，增强免疫力以延长生命。从2007年开始，她先后制作了记录片《疯狂性感的癌症》（*Crazy Sexy cancer*），出版了配套的书《疯狂性感的癌症小贴士》（*Crazy Sexy cancer Tips*），以后又出版了"疯狂性感"系列著作，如《疯狂性感饮食》（*Crazy Sexy Diet*）、《疯狂性感厨房》（*Crazy Sexy Kitchen*）等，她的书成了"疯狂的"畅销书。"疯狂性感"（Crazy Sexy）这样调侃的话成了克丽斯·卡尔的品牌。克丽斯·卡尔在病魔面前不低头，自强不息的精神鼓舞了千千万万的美国人，她美丽的形象，开心动人的笑容让她成为了美国媒体的宠儿，频频被请到电视台做节目。克丽斯·卡尔女士说她这些年之所以能取得这样好的成绩，和尼克·奥特纳先生用弹穴位法给她做心理辅导是分不开的。

她说尼克·奥特纳先生对她的帮助有四个方面：一是让她从心里接受了癌症的现实，接受了自己，让她可以平静地对待自己的生命；二是帮助她克服了在公众面前讲演的恐惧症，她每次在上台演讲以前都要弹穴位来让自己平静下来；三是帮助她克服了恐高症；四是帮助她建立自信心，为实现自己的梦想而努力。榜样的力量是无穷的，明星的影响是巨大的，正是像克丽斯·卡尔这样的名人从弹穴位法受益以后的大力推荐，让这个方法被越来越多的美国人了解、接受。

在众多支持弹穴位法的人里，有一位约瑟夫·马卡拉医生。马卡拉医生是美国的西医医生，在美国行医有 20 多年。他由于对自然疗法感兴趣，办了一个推广自然疗法的网站：www. Mercola. com，经过几年的发展，这个网站已经成为全世界在自然疗法领域访问量排名第一的网站。马卡拉医生也是一个弹穴位法的热情推荐者，在他的这个网站里有一个专门的版块来推广该法。

科学实验的结果也加深了人们对弹穴位法的认可度。在过去二三十年时间里全世界已经有成千上万的人学习并使用了弹穴位法，凡是使用过弹穴位法的人对它的效果确信不疑。但是，在现代社会里，光有效还不能完全说服人，还要有科学的证据。科学家们的责任是找到科学的证据。一是要确定这个方法是否有效；如果有效，是在什么样的情况下有效。二是用科学原理解释为什么有效。目前，全世界已经有 10 个国家的科学家做过 60 次的实证研究，无一例外地证明了弹穴位法的有效性。此外，还有针对弹穴位法有效性的科学原理的研究。这些研究共同构成了弹穴位法走向主流社会的科学基础。

专业机构对弹穴位法的认可，是其走向主流社会的另一个重要标志。作为一种新的心理治疗和调节的手段，如果不能得到专业机构的认可，还是难登上大雅之堂。可喜的是，弹穴位法的一只脚已经踏进了专业机构殿堂的门槛。2013年，美国心理学会（American Psychological Association，APA）承认弹穴位法作为心理医师进修的认证课程。这是弹穴位法发展过程中一个里程碑式的事件。可以预见，未来将有很多的心理医生会学习弹穴位法，并把它运用到临床中去。

以EFT为主的弹穴位疗法，这些年在西方国家也得到了很多主流媒体的报道。英国广播公司2014年1月14日发布了一则视频，报道了弹穴位法在英国成为治疗师们争相学习的一个新的疗法。这些主流媒体的正面报道，也为弹穴位法的推广提供了很大的助力。

总之，弹穴位法经过30多年在西方国家的发展，已经成为影响巨大的自然疗法之一。我们古老的中医文化，在异域他乡开出了一朵绚丽的花朵。而在经络穴位的故乡——中国，这个方法还没有为人熟知，我有幸把这个方法介绍到中国，让它回归故里、造福同胞。

在西方国家最流行的方法是EFT。但EFT还不是纯粹的弹穴位法。EFT的全套方法还包括一些西方的心理治疗技术，克雷格先生称之为三明治方法，弹穴位法只是夹在其他两种方法之间的一种方法。而后期很多的EFT治疗师大量使用的是简化的方法，就是弹穴位法，效果还是很好。我根据经络理论，在简化的弹穴位法的9个穴位的基础上，又增加了内关穴。内关是手厥阴心包经的络穴，相当于心的出口，弹内关穴可以调节心神，在我的临床上运用效果非常好。所以，弹穴位情绪释放法我用的是 10 个穴位。这是有别与其他弹穴位法之处。

弹穴位法不仅是一种自我的情绪调节法，也包含了一种独立人格的人生理念，他可以对人的意识和潜意识进行全面调节而产生正能量。在当今中国社会，人们迫切需要一个高效的情绪调节的工具和心理疾病的治疗方法，弹穴位法一定会成为广大群众喜爱的身心调节工具。

对弹穴位法的科学研究

弹穴位法在 20 世纪 90 年代中期的出现，恰好是互联网的兴起的时代。弹穴位法就借着互联网的东风在全世界推广开。在过去的二三十年里，已经有成千上万的人像我一样学习并使用弹穴位法而改善了自己的心理和提高了自己的生活品质。全世界各个国家的弹穴位法的治疗师们积累了成千上万的案例证明弹穴位法是有效的。随着弹穴位法的影响越来越大，对弹穴位法的科学研究亦广泛开展。从 2000 年到现在，总计有 10 个国家的科学家对弹穴位法进行了 60 项科学研究，大部分是对弹穴位法的治疗效果进行实证的研究。研究得出的结论，都无一例外地显示弹穴位法是有显著效果的。而更加深入的从科学原理的角度解释为什么弹穴位可以改善心理状态的研究，直到 2013 年才有了新的突破。

一、对弹穴位法的实证研究

这些研究报告发表在 20 多种心理的专业杂志上，包括《临床心理月刊》（*Journal Clinical Psychology*）、《心理治疗学》（*Psychotherapy*）、《普通心理学》（*General Psychology*），美国历

史最长的心理学杂志《神经和精神疾病月刊》（*Journal of Nervous and Mental Disease*）等等。研究的机构包括医学领域的权威哈佛医学院（Harvard Medical School），和加州大学伯克利分校（University of California at Berkely）、纽约城市大学（The City University of New York），以及瑞典的隆德大学（Lund University）、土耳其的安卡拉大学（Ankara University）、英国的李斯特大学（Lister University）、澳大利亚的哥里佛斯大学（Griffith University）等等。研究的范围包括各种用 EFT 治疗心理疾病和提高心理素质。心理疾病包括抑郁症、焦虑症、强迫症、创伤后应激障碍。下面我介绍一些实证研究报告。

1. 对恐惧症调节作用的研究

2003 年，由澳大利亚心理学家斯蒂夫·威尔斯（Steve Wells）领导的研究小组对弹穴位法开展了一个实证研究课题，其研究报告发表在 2003 年的《临床心理学月刊》（*The Journal of Clinical Psychology*）。这个试验考查了一组对老鼠有恐惧症的人，经过弹穴位法心理调节后的效果；对照组采用的是深呼吸的调节法。试验结果让人大开眼界：在总共 5 个指标里，弹穴位组有 4 个指标都显示出明显的优势，第 5 个指标是心率，两个组没有显著差别。更为重要的是在 6 ~ 9 个月以后的测量，弹穴位组的效果依然非常的突出。说明弹穴位的调节效果是长期的。

2. 对精神压力调节作用的研究

这是由心理学家杰克·罗（Jack Rowe）组织的一项研究，其报告刊登在《心理辅导和临床月刊》（*Counseling & Clinical Psychology Journal*）。这是一项涉及上百人的大型调研活动，其研究结果显示弹穴位法舒缓精神压力在短期和长期均有明显效果。

3. 对缓解焦虑作用的研究

英国斯塔福德郡大学（Staffordshire University）的伊丽莎白·巴斯（Elizabeth Boath）等在 2013 年 4 月观察了弹穴位法对大学生在面对上台演讲时产生的焦虑感的心理调节效果。52 个学生里有 46 个参加了这个试验。研究人员用 15 分钟时间教会学生如何使用弹穴位法，并告诉他们随时都可以使用弹穴位法进行自我心理调节。试验结果表明，学生们的焦虑感有大幅度的降低。弹穴位法帮助参加试验的学生们保持冷静和集中精力，使其演讲的效果大幅度提高。

4. 对提高运动成绩作用的研究

这是美国的道森·丘奇（Dawson Church）博士做的一项研究，观察弹穴位法对大学篮球队员罚球命中率的影响，该报告登载于 2009 年 2 月的《公开运动科学月刊》（*The Open Sports Science Journal*）。

罚篮这项环节是篮球比赛的重要技术环节，是篮球比赛胜负的关键之一。这个环节对于运动员的心理压力比较大，稳定的心理状态对罚篮取得好成绩非常重要。这个试验就是观察弹穴位法能否通过降低运动员的紧张感而提高命中率。

这个试验的受试者是某大学男女篮球队的队员，在经过大学和受试者同意以后开展。试验的场地就在校园的体育馆里。上午测试男队员，下午是女队员。共有 27 位运动员参加测试，14 位男队员和 13 位女队员。所有的测试队员都进行常规的热身活动以避免由于肌肉准备不充分引起的表现不好的情况。

测试的内容为每人要完成 10 个罚球。测试的队员由第三方的研究助理随机地分配到弹穴位组和对照组。随机分组以后，两个组的队员分别被送到不同的球场。为了保证研究的客观性，两个组的队员是不允许互相交谈的。在整个试验的过程中，让队员不断地用跑步、跳高、投篮等方式使肌肉保持灵活状态。队员可以喝水，以避免脱水对罚球表现的影响。

两个队的队员被带到运动馆的不同地点，然后告诉他们要进行心理干预的内容。依次随机抽取每一名队员后将其单独带到一个独立的办公室，其他的队员还是在外面保持热身状态。弹穴位组的队员在办公室接受研究人员15分钟弹穴位的心理辅导，而对照组的学员接受教练常规的"战前动员"，内容包括及时要领、增加自信心、正面思维、如何处理心理压力等。接着每个队员就依次到球场上去测试罚10个球的成绩。整个测试活动持续两个小时，和一场篮球比赛的时间大体相当。

对比分析每一个队员在心理干预前后的罚球命中率，用于发现实验组和对照组有无明显区别。结果发现，弹穴位组的罚球命中率平均提高了20%，而对照组平均下降了16.6%。这项研究表明，模拟常规的比赛时间而对运动员进行简短的弹穴位心理辅导，可以减轻运动员的心理压力从而提高运动员的成绩。但其局限性在于样本量太小，还不能说明更大的人群这样的结果是否同样有效。

这项研究发表后，在美国大学生的篮球、高尔夫球、棒球和美式足球训练和比赛里，运用弹穴位法调节运动员的心理以减轻心理压力的报道呈增长趋势。这些报道都表示弹穴位法产生了即刻的正面效果。

5. 大卫·福斯顿（David Feinstein）博士的总结报告

美国著名的能量医学学者大卫·福斯顿博士领导的一个研究小组，对20年来西方国家在弹穴位疗法研究领域的成果写出了一个总结报告，发表在 2012 年美国心理学会（American Psychological Association）主办的《综合心理学评论》（*Review of General Psychology*）年鉴上，题目为《用穴位刺激治疗心理失常－功效的证据》（*Acupoint Stimulation in the Treating Psychological Disorder—Evidence of Efficacy*）

　　这篇报道考察了过去和近期发表的共 51 篇研究报告，最早的为 1998 年的，最新的为 2012 年 4 月的。这些研究报告都是和弹穴位治疗心理失常相关的。这 51 篇研究报告均符合美国心理学会关于实证研究的条件，其中 7 项是案例研究，8 项是对多案例进行的系统观察，22 项研究运用了标准的实验方式，18 项研究采用了随机抽样双盲实验。这 51 个研究都一致地显示了弹穴位疗法治疗心理疾病的高度有效性，治疗的范围包括 PTSD、抑郁症、焦虑症等心理疾病。

　　在这 51 篇研究报告中，有几个比较大型的，涉及样本量大的报告。其中一个是 2001 年在美国的夏威夷州由萨凯（Sakai）领导的有 714 名患者参加的多中心研究，涉及的病种有抑郁症、焦虑症、慢性痛症、肥胖症、恐惧症、强迫症、PTSD 等。每个病人每次治疗的时间为 30～50 分钟，平均每个病人的治疗次数为 2.2 次。这个研究符合心理学研究最严格的标准。研究表明弹穴位法对这些疾病有明显的治疗效果。

　　另一个大样本的研究是杰昆·安德雷德（Joaquin Andrade）医生在阿根廷和乌拉圭的一包含 11 个诊所的医疗集团里进行的，耗时 5 年半，共测试了 5000 名抑郁症病人。其中一半的人用常规治疗抑郁症的认知行为疗法（cognitive behavior therapy，CBT），如有必要还要联合使用抗抑郁症的药物；另一半的人完全用弹穴位法来治疗。观察者本身不知道病人接受的是哪种治疗。结果发现：弹穴位法组的有效率达到

90%，而 CBT 组的有效率为 76%；弹穴位法组的治愈率是76%，而 CBT 组的治愈率是 51%。1 年以后的跟进抽样调查显示，弹穴位法组有 78% 继续有效，而 CBT 组有 69% 继续有效。而区别最大的是治疗效率，在对其中选出的 190 个病人的研究里，弹穴位组平均症状消失的治疗次数是 3 次，而 CBT 组是 15 次。

　　第三个比较特别的研究是已退休的美国心理医生和美国心理学理事会大使卡尔·强森（Carl Johnson）博士做的。他在即将结束他的职业生涯之前才学习到弹穴位法。他把这一疗法运用到一些不幸的地区，那里的人们因发生战争、屠杀、强奸等而受到肉体和精神的折磨，产生了严重的心理伤害。科索沃大屠杀发生后，强森博士先后 5 次访问该地区，用弹穴位法治疗了 105 个病人，有 103 个人称症状有明显的改善。强森博士以后又到过卢旺达、刚果、南非等国家，治疗过 337人，其中 334 人经过治疗后能够回忆起伤害事件发生的场景而不感到悲伤。这是 PTSD 治疗有效的一个标志，回忆过去的伤害事件而不触发悲伤情绪是受伤害者回归正常生活的一个重要步骤。这些治疗都是 1 个小时的一次性治疗。在对科索沃的105 人治疗结束 18 个月后的回访中，有四分之三的人没有触发悲伤情绪。弹穴位法治疗的效果这么好，连强森博士自己都在怀疑是否是真的。在接受大卫·福斯顿博士的采访里，强森博士希望看到更加科学的试验的出现，但他自己是"完全按发生的情况记录下来的"。

　　这一份总结报告，非常清晰地告诉了人们弹穴位法对于心理调节和心理疾病的治疗毋容置疑是非常有效的。它促成了美国心理学会把弹穴位法作为会员专业进修学分的课程，为广大的心理咨询师和心理治疗师运用弹穴位法帮助患者解除心理痛苦提供了一个有效的工具。

二、对弹穴位法科学原理的研究

在西方国家，对弹穴位法科学原理的研究还处在起步阶段。人体是一个非常复杂的开放式系统，前面所介绍的对弹穴位法的实证研究相对容易，而弹穴位对人体产生生理和心理影响的机制，就要复杂得多，需要强大的科技手段。然而我们可以看到对弹穴位法原理的科学试验已经起步，取得了很好的成果。在介绍两个对弹穴位法进行的科学原理的研究之前，我先介绍人产生紧张情绪的生理基础。

1. 人体的"战时指挥中心"——杏仁体

杏仁体（amygdala）是大脑颞叶内侧左右对称分布的两个杏仁状的神经元聚集组织，杏仁体是人在进化中保留下来的和动物比较相近的原始结构，不属于后来进化而成的人类比较发达的新皮层。国际脑科学界普遍认为，大脑杏仁体是恐惧记忆建立的神经中枢。杏仁体在人的各种情绪反应（如愤怒、焦躁、惊恐等）当中充当了指挥所的角色。在原始的状态下，我们的祖先出外狩猎，随时可能受到猛兽的攻击，对生命造成威胁。当威胁发生，人就会产生恐惧的心理。恐惧的产生是一种完全无意识的状态。下丘脑激活交感神经系统和肾上腺皮质系统，利用神经路径和血液流动引发身体的反应：身体各部运行速度加快，高度紧张，心跳加速，血压上升，释放出大约30种不同的激素，使身体做好应对威胁的准备。身体做出这些反应，目的只有一个：尽快做出迎战或是逃跑的决定，从而避免灭顶之灾。

杏仁体相当于我们人体的报警器，当受到外界环境的刺激而感觉到不安全甚至生命受到威胁时，为了保护生命安全，人就开始进入战时状态或应激状态，人体的指挥系统发生改变，资源也重新分配：杏仁体就担当了"战时总指挥"的职责，它会变大并向身体发出战斗动员令。这真是牵一发而动全身的时刻，人体马上会分泌出比平时更多的皮质醇——加快人体新陈代谢的紧张素。

当我们的祖先遇到这样的危机而成功逃脱，危险的一幕就从此深深的印在脑海了。人的学习功能就开始发挥作用，知道这样的情况危险，当下次再遇到类似的情景就非常警觉，以避免危险再威胁到自己。这样就产生了有恐惧感的记忆，下次再遇到这样的危险情况就可以反应得更快。因而，恐惧感变成了一种常态，如果没有一个转换场景告诉他危险已经不存在了，警报可以解除了，人就一直会处于"战备状态"，情绪就易于紧张，在生理上的状态就是杏仁体较大，身体里的皮质醇水平较高。

在现代社会，人们已经基本上远离了猛兽攻击的威胁，给我们造成恐惧心理的往往是在幼儿和童年时期由于自我保护能力差，周围人的行为让我们产生的不安全或恐惧感的记忆，比如父母的打骂、同学的欺凌、老师的辱骂等。而这样的环境随着年龄的增长而消失了，但以前的刺激事件造成的恐惧感并非那么容易消退。这和恐惧感的指挥中心是人类原始状态下保留下来的应激机制有关。恐惧感变成了是植根于人心底的一种复杂的情绪，一种潜意识。适当的恐惧可以帮助人们趋利避害，保护自己免受伤害。但如果对普通的事物感到恐惧，或者恐惧体验的强度和持续时间远远超出正常范围，则会给人带来困扰，甚至出现恐惧症，严重影响正常的生活和工作，阻碍个人的发展。

2. 人体的紧张素——皮质醇

皮质醇是人体的肾上腺分泌的一种激素，是受杏仁体调遣的"部队"，负责把危险的信号传达给全身的各个器官，并负责重新按照战时状态分配人体的资源。人在不同状态下皮质醇的分泌量是不一样的。早上醒了以后皮质醇的水平就高起来，到晚上睡觉时皮质醇的分泌量降低；人在放松的时候皮质醇的分泌量比较低，而在感到心理压力大的时候皮质醇分泌量就高，所以它被称为紧张素。皮质醇的分泌量和杏仁体的状态密切相关，如果杏仁体的报警系统不关闭，皮质醇的含量就一直保持在一个比较高的水平，人就由此而一直处于警觉的状态而放松不下来。这就是经历过越战和两次海湾战争的美国大兵尽管过了很多年的和平生活，而神经还是绷得紧紧的，甚至患有 PTSD 的原因。

了解了杏仁体和皮质醇这两个概念，我们再来看看对弹穴位法调节情绪的具体作用机制的科学研究。第一个研究是由哈佛大学医学院的麦克里兰（C. McClelland）博士和纽约州立大学的理查得·戴维森（Richard Davidson）博士联合进行的，以考察针刺或按压穴位对杏仁体会产生什么样的影响。这是一个严格按照双盲试验的标准进行的科学试验。结果发现，在针刺或按压穴位以后，即刻就可用核磁共振观察到脑杏仁体有所缩小。

另一个与此独立的科学试验是由道森·丘吉尔博士领导的一个小组完成的，考察弹穴位对人体皮质醇水平的影响。道森·丘吉尔博士是学分子生物学的，他的研究方向就是细胞是如何与情绪发生关系的。他写过一本非常畅销的科普著作——《基因中的精灵》（*The Genie in Your Genes*）。这个有 83 个人参加的试验是严格按照双盲试验的标准进行的，有弹穴位的试验组、谈话疗法的对照组和什么也不做的观察组，考察弹穴位对人体皮质醇水平的影响。试验的结果显示弹穴位法让人体的皮质醇水平下降 24% ~ 50% 。而对照组和观察组的皮质醇水平没有显著变化。伴随着弹穴位组皮质醇水平的下降，受试者焦虑、抑郁、恐惧等负面情绪得到改善，人因而放松下来，而对照组和观察组没有这样的变化。

这两个科学试验告诉我们，弹穴位法是通过调控杏仁体活跃度和皮质醇分泌的水平来调节和改善人的情绪的。

当使用弹穴位法调节情绪时，我们开始回忆起受刺激的场景，调动起恐惧感，这时候弹穴位就会给身体一个明确的信号：大脑里想象的场景不复存在，我们已经是安全的了，不用再担惊受怕了。这就像把控制恐惧感的闸门关掉一样，否则人体控制恐惧感的闸门一直就是处于开放的状态。

这两个科学试验从生理的角度考察了弹穴位法对调节情绪的和治疗心理疾病的作用，为弹穴位法的有效性提供了一个初步的科学依据对于弹穴位法的发展具有非常重要的意义。

弹穴位法的优势

弹穴位法是一种用手指轻弹的穴位刺激法，具有很多的独特的优势：操作简便，易学易用，随时可用。

弹穴位法有固定程式，每一个程式包含一句提示语和弹穴位的操作。基本的操作步骤一般的人几分钟就可以学会。因此，这一方法既适合于专业心理咨询师运用，也便于广大群众进行自疗或自我心理调节。只要是有利于身体毒素的排出，舒筋活络的方法，都对情绪有舒缓的作用，而弹穴位法是最直接也是最快捷方便的一种。当不良情绪出现，心里感到不舒服的时候，马上就可以用弹穴位法自我调节，不需要任何辅助工具，不需要特定场地。

一、效果显著

您可能会怀疑，弹穴位法这么好学，能有好的效果吗？它的疗效的确非常显著。做一遍弹穴位法不到十分钟，用它去消除一种痛苦的记忆，解开一个心结也不到半个小时，这可能是用一般的心理治疗法几年的时间都解决不了的问题。其治疗心理疾病、打开心结、清除心理阴影是非常快速的。就像要打开一把锁，如果您有匹配的钥匙，开锁不费吹灰之力，而如果没有这把钥匙，用别的钥匙一遍一遍地试，花多长时间都打不开。而弹穴位法正是打开心门的钥匙。

二、症状不复发

弹穴位法通过打通经络来进行心理调节，一次性清除造成气血不和的经络的堵塞，永久性的治疗心理疾患，疗效持久，症状不会反弹。这就与针灸治疗痛症的原理一样。针灸是帮助人体清除气滞血瘀，打通经络，消除痛症的原灶，治好了就不会痛了。而止痛药并没有针对痛症的原灶——气滞血瘀，而是临时性的让痛感的传导机制——神经系统停止工作，处于麻痹状态，等神经醒过来又开始工作，痛感还会回来。同样的，当我们清除掉经络里的淤滞以后，就永久性的清除了心理阴影打开了心结。这样我们的记忆就不带任何的负面情绪了，也就不会再被这样的心理阴影所困扰了。

三、对心理调节广泛适用

弹穴位法对心理和情绪调节的应用是非常广泛的。它可以用于清除心理阴影，打开心结，也可以治疗如忧郁症、焦虑症、强迫症、恐高症、PTSD 等心理疾病，可以用于日常情绪的调节，帮助我们克服人际交往和工作中的紧张情绪，减轻心理压力，克服自卑心，增强自尊心，使我们更有安全感、更快乐地生活。

四、无成本，无痛，无药物，无副作用

俗话说，是药三分毒。这话本是形容中药的，而西药的毒副作用也很大。治疗心理疾病的药物如抗抑郁药，由于长期服用，其毒副作用给内脏器官造成的伤害是很大的。更糟糕的是有依赖性，一旦吃上了，很难停下来。弹穴位法是完完全全的无副作用的绿色疗法。通过用手指轻弹穴位就可达到疏通经络、调和气血、调节情绪的目的。

五、无需暴露心理阴影就可以调节

当有痛苦的记忆、心灵上有疤痕、有心结或有心理疾病的人去寻求心理治疗师或心理咨询师的帮助，在一般的谈话疗法中，心理治疗师要引导其反复回忆受到心理伤害的情节，以帮助他释放情绪。但有的痛苦记忆属于个人最隐私的部分，受调节人不愿意告诉心理治疗师。有的事情心理治疗师知道多了也没有好处，可能还会加重客户与心理咨询师双方的心理负担。心理咨询师自己也可能因为接收到太多来自病人的负面情绪而自己无法排解，因此心理咨询师和治疗师都是高危职业。而弹穴位法可以不用说出心里的痛苦，客户就可以在咨询师的引导下对不良情绪进行调节了。

第二章
弹穴位情绪释放法改变了我和他们

　　每个人来到这个世界，都要走完自己的生命之路。极少幸运的人万事顺利，一生平安，多数人的生活之路都是坎坷崎岖的，注定要遭遇困境。为了摆脱困境，就要披荆斩棘。人在旅途，常常会不知路在何方，亦不知眼下的痛苦什么时候能够结束。尽管如此，有心之人依然可以在艰难的旅途之中欣赏到别样的风景，也可能会在意想不到的时刻，有意料之外的收获。生活就是这样玄妙神奇，会让你深陷困厄，也会让你在快要坚持不住时转危为安。

　　在经历了一场特殊的"暴风骤雨"之后，我曾长时间走不出那个阴影。过去的伤疤总会隐隐作痛。一次偶然的机缘，我遇到了弹穴位情绪释放法，将信将疑地小试了一下，居然一发而不可收。在那段时间里，我坚持使用这个方法，解开了自己的心结，清除了积蓄已久的心理阴影。心灵的篱笆一经拆除，天地豁然开朗。如今，我已能够有效地调节自己的情绪，每一天都阳光明媚、和风徐徐。

在亲身体验并受益之后，我开始系统地学习弹穴位情绪释放法，并将其与中医理论和技巧融合在一起，使它更加简便易学，效果既快又好。目前，我已将弹穴位情绪释放法应用于临床，在加拿大开设诊所，积累了很多成功的经验，治好了许多病人。

孟子说："独乐乐不如众乐乐。"我自己释怀了，就想和更多的人一起来分享我的心得，希望更多的人学会并使用弹穴位情绪释放法，走出心灵阴影，收获新天地。于是，我拿起笔，将我的心得和这个方法，以及受益于此法的点滴记录下来，与大家分享。

我和太太在加拿大东海岸的海滨城市哈利法克斯开了一家名为"天元堂"的中医针灸诊所，英文名叫 I Stop Pain Acupuncture Center，每天用针灸技术给病人提供治疗服务。

有一天，一个中年白人来到诊所，向我们推荐一种"不用针的针灸"方法。我当时觉得，一个老外到华人开的针灸诊所推荐针灸疗法，岂不是班门弄斧？这位名叫鲁迪的先生，虽然看出了我的不屑和怀疑，还是很耐心地请我去他们的网站看看。

那天，诊所正好没有病人，出于好奇，鲁迪先生走后，我即刻打开他推荐的网站，是盖理·克雷格的情绪释放技术网站。盖理·克雷格先生是 EFT 的创始人，鲁迪先生则是 EFT 在加拿大东部地区的推广者。

我一口气读完了克雷格先生发在网站上的 EFT 手册。这是一种通过弹穴位调节情绪和治疗心理疾病的技术。克雷格先生写得真诚、生动。EFT 的基本理论和中医"通则不痛，痛则不通"的理论是相通的，是把"痛则不通"的经络理论运用到了治疗心理疾病上。这个跨领域的运用，让我决定去参加鲁迪先生的讲座，以进一步了解这个方法。

与鲁迪先生相识的时候，正是加拿大的冬日，小城哈利法克斯在冬日的暖阳下更显得清冷、宁静。

一个星期六，我参加了鲁迪先生的 EFT 讲座。讲座分为两个部分，上午讲理论，介绍操作方法；下午用上午学到的方法来解决大家的心理问题。上午的讲座轻松愉快。下午，鲁迪先生带领大家弹穴位，运用 EFT 帮助大家打开心结，清除心理阴影。而这时发生在我身上的事大大出乎了我的意料。

每个人多少都会有一些心结或心理阴影，大多由儿时不愉快的经历造成。在我十来岁的时候，有一次家里来了父母的朋友。看到他们聊得很热闹，站在一旁的我一时兴起便凑上去抢话。可能是太急于表达，又表达不清楚，我被妈妈厉声喝止。她当时很不耐烦地打断了我，让我不要再说话，到一边玩去。

这么一件小事，却给我造成了心理阴影。其后几十年，每当与人交流遇到困难时，我就会想起这件事，并很固执地认为自己之所以表达能力差，就是因为妈妈当时把我吓住了，落下了病根。随着年龄的增长，很多事情都记不得了，偏偏这件事情忘不掉，还不时想起来，自己很难受。成年之后，我也觉得这种想法很不可理喻，但没有办法改变。

下午体验 EFT 时，我就想到了这件事。在弹穴位两三分钟以后，我感到有一股气堵在了胸口，越堵越高，压力越来越大，最后就要顶到嗓子眼了。我努力克制自己，不让它爆发出来，可憋在里面又非常难受。我把这种感受告诉了鲁迪先生，鲁迪先生是名有经验的 EFT 咨询师，他告诉我如果憋不住，想哭就哭出来吧。我一个大男人，居然完全控制不住自己的情绪，当着十来个陌生人的面号啕大哭起来，一边哭还一边告诉他们背后的故事。随着眼泪的尽情流淌，我感到全身的气血都通畅了，轻快无比。

这样的失态对于我来说还是有生以来第一次。然而，经过这次心理的调节，我对这件事完全释怀了，记忆开始变得模糊。即使偶尔想起来，也没有以前那样难受了，多年的心结就这样被完全打开了。打开心结以后，我不仅放下了对我妈的埋怨，对自己口头表达能力的自卑感也完全消失了，给再多的人讲话也不会感到紧张了。

这次亲身体验 EFT 的奇妙效果成了我研究弹穴位情绪释放法的起点。

然而，弹穴位情绪释放法对我的帮助远不止解决上面讲的这个心结，它帮助我从心的牢狱中走了出来，让我重新获得了心的自由。这还得从我在特殊的环境下学习中医针灸的经历讲起。

我有一个令人羡慕的青少年时代，那时算得上是同龄人中的佼佼者。不到 17 岁就考入中国人民大学，21 岁大学毕业后考上了本校研究生，24 岁取得了硕士学位。毕业后成为一名大学教师，随后又到加拿大留学并留在加拿大工作。30 岁出头回国发展，成为国内知名大型证券公司的高级金融管理人员。然而，就在这一连串的"顺利"背后，危机已悄然来到身边。受国家金融政策调整和一桩曾经供职公司破产案的牵连，我瞬间从一名高管成了一个阶下囚。这让我切身体会到了生活中并非都是彩虹，灾难和煎熬也可能是生活的一部分。

身陷囹圄后，我在看守所里开始自学中医针灸。这或许是受到我太太的影响，她对中医针灸有浓厚的兴趣，在国内生活的几年，她学习了针灸专业，希望回到加拿大可以开一个针灸诊所。为了打发难熬的牢狱生活，我让太太把她的中医针灸教材送给我学习。一方面是满足我对经络穴位这些知识的好奇，更主要的是为了转移注意力，让自己暂时忘却对失去命运掌控的焦虑。没有想到，我的案子一拖再拖，在看守所一待就是四年。我读的书也一本接着一本，从《中医基础》《中医内科学》《中医诊断学》《针灸学》《针灸治疗学》《解剖学》《生理学》《病理学》，到《伤寒论》《金匮要略》《黄帝内经太素》《难经》《针灸甲乙经》等。

案子几经周折终于判了下来，我还要在监狱里继续服刑两年。狱警了解到我的自学经历后，将我安排到监狱医院的理疗室给病人用针灸治疗。我在理疗室的时候，师父毫无保留地把他的治疗技术传给了我。我也在这两年里积累了大量的临床经验，学到了过硬的针灸技术。看守所和监狱的干部都说我是把刑期当成了学期。我只好苦笑，没有人愿意有这样的"学期"。

出狱那年我已经40多岁了。回到加拿大后，我和太太在温哥华开了一家针灸诊所，开始了新的生活。然而，自由的新生活并没有给我带来新的气象，环顾左右，心理有很大的落差，还不时想起狱中的情景，情绪长期萎靡不振。不到两年，我们就把诊所盘给了别人，横跨加拿大，举家搬到了7000公里以外的哈利法克斯市。我想在这个谁也不认识的城市里悄悄地生活，静静地疗心伤。

哈利法克斯市是加拿大一个美丽的海港城市，到处都是森林、湖泊、海滩。我家的后面就是一个很大的荷塘，在饭厅可以看到野鸭戏水；冬日里结冰，孩子就在冰上打冰球，一幅非常祥和的景象。我把在哈利法克斯的生活当成一种自我流放，希望能够在无人打扰的环境里慢慢地从过去的阴影中走出来。

然而，我的逃避并没有减轻多少内心的痛苦，依旧对自己的遭遇想不通，总是对不能继续从事喜欢的专业耿耿于怀，总是不愿想起偏又不能忘记狱中的情景。一想起自己的磨难就悲从心起，对外面美丽的阳光、绿叶、鲜花、湖水视而不见，对鸟儿的欢叫听而不闻。好像自己和外面的世界隔着一层厚厚的玻璃，永远无法走出去。

我原本是一个非常开朗的人，但已没有了往日的笑容。为了不让家里人受到我糟糕情绪的影响，我要强颜欢笑。入夜，则三天两头做恶梦，梦到我还被关在牢里，经常被噩梦吓醒。

这样的内心煎熬只能自己独自承受。我想把它放下，但又做不到，我依然痛苦着、纠结着、煎熬着。身虽自由了，但心依然被囚樊笼，茫茫然而不知所措。

在尝试过用 EFT 解开心结之后，我就想用这个方法来打开我内心的牢笼，在之后的六年里，除了上班时间，我都在研究弹穴法调节情绪和治疗心理疾病的课题。我从相关网站上下载了很多资料来研究，又买了很多有关的书籍学习。为了追根溯源，进一步搞清楚相关理论，我进一步学习《黄帝内经》，学习中国传统文化，学习儒、释、道的理论，了解量子力学、西方心理学、西方哲学等，广泛涉猎各种身心灵有关的学说。

终于有一天，我惊喜地发现，往事渐渐远去，偶尔想起狱中的事情，也就一闪而过，不再像以前那样难受了，有关监狱的噩梦也悄然消失。偶尔有朋友提及那段往事，我居然可以轻松谈起，淡然以对。我知道，我放下了，心魔消失了，我又可以开怀大笑了。

没想到，学习和研究弹穴位情绪释放法最大的受益者竟是自己，我竟然在不知不觉中完成了一次心伤的自我疗愈。为了验证我是否真的放下了，我专门去了一趟曾经待过的监狱，在大门口微笑着照了一张相，证明我已完全驱散了牢狱之灾留在心里的阴影。

如今，我已将弹穴位疗法作为日常情绪调节的工具。当遇到一些事，焦虑不安时，就用同样的方法让心绪很快平复下来。我完全接受和爱自己，对什么事都不较真、不动气，感恩生活，感受平静的幸福，每天都过着开心、安心的生活。

深入的研究让我得出一个结论：经络是人体的废物处理系统。身心疗养应该围绕打通经络和有效排除人体废物进行。

自己解脱后，我便开始把弹穴位情绪释放法用于临床治疗，刚开始患者大多为我的家人、朋友。应用的效果更增强了我推广、使用这个方法的兴趣和信心。

在临床上，我把针灸治疗和弹穴位法结合起来，形成了身体疾病和心理调节的整体调理模式，对一些既有身体疾病又心理失调的病人产生了很好的治疗效果。在针灸治疗以外，治疗心理疾病和心理亚健康成了我诊所的一个主要服务项目。弹穴位法在帮助家人、朋友和患者清除心理阴影、解除心理困惑、调节情绪、树立正确的人生观和价值观等方面都取得了很好的效果。我在当地经常举办弹穴位法的讲座，把这样一个能带来正能量的方法推广给大家。

有一种说法：上帝给你关上一道门，就会为你打开一扇窗。我如果不坐牢，就不会接触中医理论，不会把自己"流放"到哈利法克斯来，可能也接触不到弹穴位情绪释放法，我的心智可能还停留在原来的不成熟的状态，我也许会在焦虑不安的心态中度过余生。

弹穴位情绪释放法是一个帮助人获得解脱和安心的方法。只要肯花一点时间学习，它就会像帮助我一样帮助到你。它很直接，也很简单。

这些年，来我诊所咨询的病人，主要患有抑郁症、失眠症、焦虑症、恐惧症，有的有严重的心理阴影，或心理压力过大，还有的要戒烟、戒酒，等等。我或用针灸结合弹穴位法来治疗，或单纯使用弹穴位法来调理，帮助很多患者恢复了心理健康。下面就介绍一个比较典型的案例，大家可以看到弹穴位疗法用于情绪和心理调节的神奇效果。

弹穴位疗法挽救了抑郁症家庭

一个叫肯特的加拿大朋友有个在读初中的孙女，抑郁症非常严重，有两次自杀未遂。肯特非常担心，问可不可以用弹穴位疗法帮助小女孩。肯特告诉我，他儿子的家庭情况很不好，儿子和儿媳妇都因为抑郁症而丧失了劳动和社会交往能力，全家人就靠国家发给伤残人的福利金过日子。肯特恳求我帮助他们。

一家人都有心理困扰的情况我还是第一次碰到，无疑，这是一个挑战。犹豫之后，我的同情心和责任感战胜了畏难情绪，我决定把这个案子接下来。我意识到，只给他的孙女做辅导是不够的，他孙女的问题可能是家长造成的，一起辅导效果会更好。我就请肯特一家人都来做家庭的集体心理辅导。

肯特一家人如约而至。他们进门以后，我首先我注意到的是肯特的儿子肖恩，他体格庞大，足有三百磅以上，满脸憨厚样。肯特的孙女玛丽当时 14 岁，很瘦，小小的个子，不像当地的同龄女孩那样发育得比较丰满。玛丽的神情看起来很正常，很难把她和自杀联系到一起。看到她的样子，我一下子有了信心。玛丽的妈妈丽莎一看就是一家之主，从她的眼神里可以看出她对这次心理辅导充满着期待。我一开始介绍，她的眼泪就吧嗒吧嗒地往下掉。

丽莎说，玛丽是她和前夫生的，2 岁的时候开始和她的继父肖恩一起生活。丽莎从 18 岁开始就因为抑郁症而长期服用抗抑郁的药，直到最近才把药停下来，已经吃了 20 多年。我见过很多这样长期服用抗抑郁症药物的病人，大多不能适应社会生活。

了解完情况，我就开始对他们做第一次弹穴位心理疏导。

我首先告诉他们弹穴位疗法是现代心理学和古老经络学说的结合运用。过程很简单，就是一边用手指弹身体上的穴位，一边说："虽然我感觉很不好，但是我完完全全地、无条件地接受和爱自己。"我向他们简单地介绍了从针灸到弹穴位疗法的发展过程，讲了人的心理失调是如何产生的，告诉他们意识上要建立起爱自己和接受自己的观念是多么重要，并从科学的角度解释了为什么弹穴位疗法有效，等等。在我介绍这些背景知识的时候，他们一家人都听得很认真，看起来理解了我讲的内容，眼神充满期待。希望这样的方法可以给他们的生活带来变化。

带领他们弹完一遍穴位以后，我先问玛丽想到学习时，焦虑感还有多少，她说好多了。我又问丽莎，她说轻松一些了，内疚感下降了。我最后问肖恩，他说他感到身体上和肩颈上的压力小一些了，同时内疚感下降了。

看来这一轮的调节非常有效，我接着带领他们进行第二轮的调节。第二轮的心理调节结束以后，我一一问他们当时的心理状态如何。这一次是从肖恩开始问起，他说他现在完全不难受了，已经完全没有内疚感了。然后我又问丽莎，她说现在身体轻松了不少，但内疚感还是有一些。我分析她可能心理阴影太重，还需要进一步进行心理疏导。问到玛丽的时候，她说现在的焦虑感很低了，接着主动讲了她在学校里有意识地交了一个学习好的同学做朋友，经常和她一起学习，所以有一门功课得了 B，而不像以前那样只得 C 或不及格。我感觉到这次的心理疏导很成功，玛丽已经开始转变看自己的角度，发现自己的优点，对自己进行肯定性的评价了，这是一个非常可喜的变化。

我认为这一家人的主要问题首先是出在丽莎身上。我告诉她，对自己的女儿态度不好，恰恰反映出了自己小时候的不愉快经历导致的自卑和抑郁，对自己的不认可和不接受。要改变这样的恶性循环，一定要从接受自己、爱自己开始。当自己开始爱自己，就自然地会把这样的爱流露出来、传递出去，对孩子的态度自然就会好起来。在我对她说这番话的时候，她一直在流眼泪。然后她告诉我，以前没有人像这样告诉她自己活得有价值，她一直挣扎在强烈的自卑感中，今天才恍然大悟。

一个小时的弹穴位情绪释放辅导，就在和他们一一拥抱之后结束了。现在我经常可以看到丽莎在 facebook 上贴出来的照片和帖子。我了解到，一家人的生活已经正常了，丽莎在这段时间还成功减肥几十斤。

丽莎一家人的变化给我带来很强的成就感。

弹穴位情绪释放法可以帮助缓解
人们日益加剧的心理失调

弹穴位情绪释放法因为效果好、简单易学、没有副作用等优点，已经在西方国家广泛传播，并且得到了主流心理学界的认可。在经过了 40 多年改革开放以后，中国人的物质生活水平虽然整体上有了很大的提高，但精神健康水平却不容乐观，许多人开始反思什么样的生活态度能让自己的内心安宁，拥有幸福感。弹穴位法为我们保持精神健康提供了一个便捷、有效的工具，希望广大同胞能够从中受益。

中国正进入"全民焦虑"的时代。根据 2018《中国城镇居民心理健康白皮书》中的调查数据，2012—2017 年，中国有 16.1% 的城镇居民存在不同程度的心理问题，73.6% 的人处于心理亚健康状态，而心理健康者仅有 10.3%。

从以上的统计数字可以看出，中国人心理失调的现象是非常严重的，处于心理亚健康状态和患有心理疾病的人口比例非常高。我们可以找出很多的原因来解释为什么会出现这样的情况，比如信仰缺失、社会生活不安定、工作强度大、职场竞争压力大、通货膨胀房价太高、环境和食品安全问题、老年人的"空巢"问题等等。不同的人生活的状态不完全一样，心理失衡的理由也不尽相同，在这里不做具体的分析，这里要研究的是大家面对心理问题如何去应对，如何去解决。当遇到了心理问题，就要去面对和解决好，否则就会陷入在不安、焦虑和痛苦之中，大大降低生活质量甚至会痛不欲生，进而走上极端。中国第一本心理健康蓝皮书《中国国民心理健康发展报告（2017～2018）》中的调查显示，在心理健康需求方面，国民需求率最高的是"自我调节"知识（53.0%），其后依次是"教育孩子"（46.3%）、"人际交往"（44.3%）、"心理疾病防治"（34.1%）、"职业指导"（33.9%）和"婚姻"（28.9%）。可见，民众对自我调节情结的方法是有着迫切的需求的。

在中国，只有约百分之十有精神疾患的人真正去寻求专业治疗。这可能有医患两方面的原因。一方面，对于心理疾病，大家不知道应该到哪里去看。医院里有精神科，但是有心理疾患的人总忌讳去那里。大家对心理治疗非常陌生，觉得心理治疗非常神秘，缺乏对心理治疗的信任感。另一方面，我们现在的心理治疗，多是从西方引进的，分为谈话疗法和药物治疗两种方法。谈话疗法由弗洛伊德的精神分析法发展而来，经过约百年的实践，疗效依然有限。现在占主流的是药物疗法，其主要是采用神经抑制剂，副作用较大，且往往需要长期服用，不仅花费较大，且易形成药物依赖，损伤脏器。所以，这样的心理治疗法对患者的帮助非常有限，这也是大家有心理疾病宁愿忍着也不去寻求专业的心理治疗的一个主要的原因。

心理健康的状态，不仅影响当前的生活品质，还是影响寿命的一个重要因素。爱因斯坦医学院的研究人员曾对一群来自东欧的犹太百岁老人进行调查，以研究他们长寿的秘诀。结果发现这些百岁老人并不像他们预想的那样都有很好的生活习惯，或掌握很多保健知识，相反，他们像其他人一样喝酒、抽烟，但是他们都有一个共同的特点，就是心态豁达，积极乐观，乐于参加各种活动，喜欢和人交谈，喜欢开玩笑。

因此，研究人员得出了心态好是长寿的秘诀的结论①。而另一项由丹麦科学家主持的从 2000 年开始，历时 11 年，对 9870 人的跟踪研究表明，与没有相应问题的人群比较，因夫妻关系出现情绪困扰者的死亡率增加 1 倍，因亲子关系焦虑的人死亡率增加 50%，常和家人吵架者的死亡率升高 1 倍。英国牛津大学的研究人员也发现，有严重精神问题的人平均寿命减少 7 ~ 24 年。所以，心理健康对人的各方面影响都很大。

对于许多中国人来说，解决心理问题、治疗心理疾病已经刻不容缓。弹穴位情绪释放法是一种非常简便的情绪调节工具，可以帮助人们建立正确的观念，同时打通气血，让心理恢复自然的平衡，让人内心平静，生活幸福。

———————

① Raipathak SN, Liu Y, Ben – David O, et al. Lifestyle factors of people with exceptional longevity. Journal of the American Geriatrics Society, 2011, 59 (8): 1509 – 1512.

第三章

经络通则心安

针灸的基础是经络理论，穴位都是在经络上，针灸的目的就是要打通经络。同样的道理，弹穴位法是通过弹打穴位来打通整条经络。因此，我们对弹穴位法的理解绕不开对经络的研究。

对于大多数中国人来说，经络和穴位是非常熟悉的概念。用弹穴位法来调节情绪，经络和情绪是什么样的关系就是我们必须回答的问题。这一章就来探讨这方面的问题。

经络和穴位的基本知识

一、经络理论源于《黄帝内经》

中医流传几千年，很多人以为中医就是经验医学，完全是用一些中草药在很多人身上试出来的，试多了就形成经验流传了下来。其实这样的认识是有误区的。中医产生的年代很早，已有4500年的历史了。我们能够看到的最古老和最经典的中医书是先秦时代的《黄帝内经》，它是以黄帝和他的几位中医大师之间的对话的方式呈现的一部古代的中医理论和治疗方法的大全，包含了中国古代哲学、天文学、阴阳理论、五行学说、人体的生理、病理学说等。我们现在看到的经络和穴位图，就是根据《黄帝内经》对经络和穴位的描述而绘制出来的。

黄帝是一位非常有仁爱之心，又聪明肯学、不耻下问的明君。他为了天下老百姓的福祉，亲自去了解和学习中医理论，拜了几位得道的中医高人为师。在《黄帝内经·灵枢》篇里，就把《黄帝内经》这本书的宗旨讲清楚了。黄帝请教他的中医老师岐伯说："百姓给我交税，供养我们，我心疼我的子民，希望他们都身体安康，如有疾病能得到及时治疗。然而，是药三分毒，您能否告诉我更好的治疗方法，让我的百姓免受病痛之苦，并让这种方法能世世代代地传下去，惠及我的子孙后代？"岐伯被黄帝的大爱精神所感动，就给黄帝传授了经络理论和针灸治疗法。4500年过去了，我们这些后人还在受惠于先贤。

大家要知道，经络理论并非是人们在生产和生活里自然积累起来的医疗经验，而是像岐伯这样的高人所掌握的一种特殊的知识，所以中医又称为"岐黄之术"。在远古时代，有一些高人恬淡虚无，精神内守，能接天地之气，自己的气血非常通达，有反观内视的功能。他们掌握人体的能量运行的规律，了解人体在能量受阻、气血流通不畅的情况下人就要生病，并且还掌握以针灸为主，辅之于推拿、气功、刮痧、太极等疏通经络从而治疗疾病的技术。黄帝向他们学习，并把这些知识撰写成书广泛传播，我们应该感恩黄帝留下的这笔宝贵的精神财富。

《黄帝内经》是一部博大精深的奇书。对于一般人来说，要理解起来的确有一定的困难。其困难不光在于《黄帝内经》里的文字古奥难懂，还在于没有经络体验、没有中国哲学基础的人很难理解其中的理论。我以前读《黄帝内经》的时候，读了几遍都像是在读天书，能够理解的内容很少。经过了多年的针灸临床实践以后，对经络和穴位理解得更深了，再来学习《黄帝内经》，就有了新的领会。

针灸疗法是可以传于千秋万代的疾病治疗方法，而针灸疗法依据的理论基础就是经络理论，经络理论贯穿于整个《黄帝内经》这本经典里。在另外一部中医的最经典的著作，医圣张仲景的《伤寒杂病论》里，将经络理论引入中药治疗，创造了六经辨证的诊疗体系，并创造了药物归经的理论，奠定了中医药学的基础。

《黄帝内经》里描述的经络是什么呢？经络是人体气血流通的通道，内联于脏腑，外联于四肢百骸。人体经络系统的主干道为经，分支为络，再小的分支为孙络，它们共同组成了网状的经络系统，共同来维持和调节人体的气血流通和新陈代谢的平衡。我们的人体就是一个小宇宙，是一个非常复杂的开放系统，就像网络系统，纵横交错，无始无终，不断地输送信息和能量，维持着人体的动态平衡。

人体的经络系统有十二条和脏腑相连的大的主干道，它们是以脏腑命名的，分别是手太阴肺经、手阳明大肠经、足阳明胃经、足太阴脾经、手少阴心经、手太阳小肠经、足太阳膀胱经、足少阴肾经、手厥阴心包经、手少阳三焦经、足少阳胆经、足厥阴肝经。其中，与脏器相连的经络为阴，与腑器相连的经络为阳，阴阳配对，互为表里。除此之外，还有奇经八脉，其中最具代表性的有联系阴经而行于胸前的任脉和联系阳经而行于背部中央的督脉。除了这十四条大经以外，还有络脉、孙脉、筋经、皮部、四海、根结等经络系统。

穴位是在分布在经络上的特定点。《黄帝内经》指出，"气穴所发，各有处名"，并记载了160个穴位名称。晋代皇甫谧编纂了我国现存针灸专科的开山名作《针灸甲乙经》，对人体340个穴位的名称、别名、位置和主治一一论述。穴位又称为腧穴，在穴位图上虽然是把穴位画在人体的表面，但穴位并不是孤立于体表的点，而是在人体里与深部组织器官有着密切联系、互相输通的特殊部位。针灸、推拿、刮痧等中医外治法，以及在本书里介绍的弹穴位法，都是通过在体表刺激穴位而打通经络从而达到防病治病的目的的。

二、经络的重要性

在《黄帝内经》这本书里，详细讲述了经络的作用，经络与穴位、经络和脏腑的关系，经络之间的关系，经络的走向，经络上穴位的定位，经络不通会造成什么样的疾病，针灸什么穴位治疗什么病等等。我们现在的经络和穴位图，基本上还是沿用《黄帝内经》里所描述的经络走向和穴位定位。

《黄帝内经》里多处明确告诉我们经络的作用。一是《灵枢·经别》篇曰："夫十二经脉者，人之所以生，病之所以成，人之所以治，病之所以起，学之所始，工之所止也。"其二是《灵枢·经脉篇》云："经脉者，所以能决生死，处百病，调虚实，不可不通。"其三，《素问·调经论》讲到："五脏之道，皆出于经隧，以行气血，血气不和，百病乃变化而生，是故守经隧。""经脉""经隧"都是我们现在讲的经络。

在这里，《黄帝内经》把十二经络的作用讲得非常重要：从生理上讲，十二经是人体气血流通的通道；从病理上讲，如果是经络不通、气血不和，人就会生病。经络不通不是一件小事，是决定生死的大事。学习做医生，要从理解经络入手，如果掌握了经络运行的规律，就可以治疗各种疾病。

我们的身体是一个非常复杂的系统，我们对自己身体的了解的确是非常有限的。西医为了了解我们的身体，发展了解剖学，把身体解剖开，看看里面有什么，从大的组织入手，逐步进入微观的层次，从肉眼看得见的肌肉、骨骼、皮毛、五脏六腑等到显微镜下才可以看得见的细胞，再到细胞核、染色体、蛋白质、遗传基因等等。但对于整个人体是如何运行的还是不能完全解释。人体是一个能量体，除了看得见的物质以外，还有看不见的能量在运行。这个动态平衡的能量体，更符合对立统一的辩证规律。按中国哲学和中医文化的语言就是阴阳平衡，孤阴不生，孤阳不长。无形的气并不等于它不存在，也不等于它不重要，能量是以多种方式存在着的。因此，不能简单的以解剖上找不到经络就否定经络的存在。

解开经络这个谜非常重要。从科学上证明经络的存在，认清它在人体当中的真正功能，对开发和利用经络理论是非常必要的。如果经络真像《黄帝内经》里所描述的这么重要，并且能得到现代科学的证明，那我们对人体的认识就前进了一大步。

三、对经络的科学研究

在过去的几十年里，中外研究人员通过声、光、电的实验，对经络现象进行了大量的研究，结果都表明经络是存在的，也发现了经络的低电阻和良好的导电性。但对于经络在人体当中的功能是怎样的，大家认识差异就比较大了。1989年祝总骧教授带领的一个国家级研究小组对经络进行了深入的研究。他们运用电子学、生物化学、生物物理、声学、形态学及动植物学等多种学科的理论和研究方法，准确地揭示了人体经络线的分布位置，证实了古典经络图谱的高度科学性。其后又提出"经络是多层次、多功能、多形态立体结构的调控系统"的理论，总结成专著《针灸经络生物物理学——中国第一大发明的科学验证》（北京出版社，1989）。

1998年，上海的费伦教授带领一队科学家对经络进行了研究。研究小组在《科学通报》1998年第6期上发表了一篇名为《经络物质基础及其功能性特征的实验探索和研究展望》的文章，展示了相关的研究成果。该研究小组2000年应邀在世界卫生组织的"传统医学研讨会"上发表了该研究成果。

2005年，上海复旦大学力学和工程科学系丁光宏等科学家，对经络附近血管的流体力学现象进行了研究，发现人体内的毛细血管虽然一般呈现不规则的分布，但在穴位附近的毛细血管呈平行线状，而且平行于经络。该研究小组通过流体力学计算，发现只有在相邻的穴位间有一定的压力差，在人体的经络中形成了管线毛细血管间的组织液流场。该研究成果发表在《自然科学进展》（2005年第1期）上，文章的题目为《组织液定向流动的动力学机理与人体经络现象》。其他中外科学家对于经络的研究还有很多。

由国际食品科技联盟前主席，浙江工商大学食品研究中心主任饶平凡教授领导的研究小组，2012年发表研究报告，对经络功能的发现又进了一步。他们的试验过程是将两种氧自由基的染色剂注入老鼠的体内，观察氧自由基在其体内的分布，并通过成像技术记录下来。结果表明，氧自由基按经络的线路呈线性分布①。这项研究成果形成了经络的自由基学说。自由基是人体新陈代谢产生的废物或毒素，所以也可以推测经络为机体排除废物的通道。

四、经络系统是人体的废物处理系统

中医理论研究和临床经验表明：人体的经络系统是人体的排毒通道，也就是人体的废物处理系统。

人体是一个动态平衡的系统。一方面它是一个稳定的系统，人体的很多指标在正常情况下者是比较稳定的，如正常体温是保持在 36.5℃ 左右，正常人的心跳次数、血压、呼吸的节律等都是稳定的。另一方面，人又是自然的产物，是一个开放的能量体，要不断地吸收能量，不断地呼吸，同时不断地新陈代谢来保持机体的活力。大家都知道，人体的基本单位是细胞。细胞是非常神奇的，它不但包含了人体的全套染色体，而且整个人体的 10 亿个细胞还在不断快速地进行着死亡和新生这样神奇的新陈代谢过程。人体细胞每 3 个月会更新一次，旧细胞死去，新细胞则诞生以代之。由于不同组织细胞代谢的时间和间隔的不同，人体细胞每 7 年就会全部更换一次。这个特点就要求人体有一个系统把这些已经失去生物活性的代谢物顺利地清除出身体，以维持人体的活性和平衡。

我们在前面介绍了经络是由经脉和络脉组成的遍布全身的网状系统。大的通道有和五脏六腑相连的十二经脉，还有无数条的络脉和更小的孙脉。这个经络系统就是人体的重要

---

① 饶平凡、刘树滔、郭静科. 经络的超氧自由基研究. 中华预防医学会自由基预防医学专业委员会 2012 年夏季学术交流会论文集，2012.

的废物处理系统，也就是人体在新陈代谢中清除代谢物的重要通道。

废物堆积造成经络不通，气滞血瘀，人体就产生疾病。《黄帝内经》里讲，人体的气在经络里运行的称为"营气"，行走于经络以外，和体外的邪气做斗争的称为"卫气"。这里的营气，就相当于人体的环卫工人，它的任务就是把人体五脏六腑和其他组织已经死亡的细胞，也就是人体的代谢物推到体表并排出体外。环卫工人是维持城市清洁和正常运转必不可少的一环，废物不能被清理出去，城市也就无法运行下去而要陷入瘫痪状态。人体的废物不能被顺利清理出去，人就会产生疾病。

五脏六腑作为人体必不可少的重要器官，都在不停的工作着，在人体里发挥着不可替代的独特作用：心输送全身的血液，肺提供全身的氧气，脾胃将食物转化为能量，肾过滤水液以再利用，肝过滤通过静脉回流的血液以提供给心脏清洁的血液。他们共同维持人体的正常运转，缺一不可。然而，它们在辛勤工作的过程中一定会产生代谢物（废物），这些代谢物必须及时通过有效的管道清理出去，这些管道就是与脏器相连的经络。

那么，《黄帝内经》里讲的经络可以"决生死，处百病"的道理也就可以理解了。因为，人的内脏器官不断地在做功，它就需要通过经络不断地排除代谢物，如果经络被堵，废物不能顺利地被清理出来，脏器一定会出问题。第一个问题是该脏器不能以正常的速度运转而只能低速运转，否则产生的代谢物无法消化。同时，人的心理就不正常了，形成心理疾病。第二个问题是，当经络被堵，人体的废物不能正常清理而积累得越来越多，这些废物是细菌和病毒的美食，可吸引细菌和病毒在体内大量繁殖引发感染，产生各种炎症，损害脏器，造成生理疾病。

我们以肝经为例来说明这个道理。当人体被过度使用，没有正常休息，代谢物积累在体内，就会将肝经堵塞，这时候人的感觉就是紧张和压力大。肝经无法把废物处理掉，肝脏只好慢速运转。当肝脏处于慢速运转状态，人体的细胞就得不到正常的血液供应，细胞就不可能活跃，整个人体也就只好处于慢速运转状态，人就表现出抑郁状态，没有了精气神，甚至产生抑郁症。所以，要治疗抑郁症要从打通经络，清理人体积累过量的代谢物着手。当代谢物被清理出去了，经络通了，肝脏可以将代谢物通过经络正常清除出去了，肝脏自然就恢复了造血的功能，人体的血液供应就恢复正常了。细胞得到正常的营养供应就有了活性，人的精气神自然就好了，抑郁症就消失了。饶平凡教授研究团队的研究成果表明，肝脏有两个排毒的通道，一个是通过胆道排到胃里，通过消化道排出去，另外一个是通过一条经络连到胸腺。他们的实验表明在胸腺部位有大量的自由基存在。这和传统中医理论对情志病的表述是一致的，传统中医对抑郁症诊断为肝气不疏，治疗的原则是疏肝理气。情绪失常和在胸腺部位的大量自由基堆积有直接的关系。

所以，养生之道应该围绕如何清除人体的废物为中心来进行。我们看到很多养生经验都是教人如何吃，这是解决输入的问题。而经络养生也非常重要，这是解决人体废物输出的问题。这两方面都很重要，而经络养生则是被大家所忽视的方面。

经络是一条一条的线，而穴位是在经络线上特定的点。那穴位在经络上到底是起什么作用的呢？我们知道，针灸师用针灸对病人施治，是把针刺入穴位而达到通经活络、促进气血流通的目的。说明穴位在经络里是容易积累气滞、血瘀、痰浊的点。由此推测穴位是经络上暂时存污纳垢之器。穴也深洞也,穴位比一般的经络线容量要大。经络流通气血,不可不通,经气不通,其相连的脏器必然不能正常工作。当经络里有淤积了,就暂时把它运到穴位里存起来,以不影响整条经络的通畅。暂存于穴位里的淤积要借助外力或人体的自然修复能力把它清除掉。

饶平凡教授领导的研究小组发现机体的氧自由基完全是沿着人体的经络在富集和分布。而人体的氧自由基就是人体新陈代谢过程中产生的废物或毒素,是人体衰老的主要原因。因此,我们可以得出结论,经络系统就是人体废物处理系统。人体是先把氧自由基这样的代谢物排到经络里,再通过"营气"的推动,将其通过经络输送到体表通过皮肤的毛孔排出体外,或通过大小便排出体外。

我的临床经验也可说明经络是人体的废物处理系统。随着病例的积累和诊断治疗经验的丰富,我掌握了一些规律。当病人来看病时,我首先要诊断他的哪一条经络被堵塞了,在被堵塞的经络的穴位上按压,病人会感到比较敏感,在相应的穴位上施以针灸治疗往往起到很好的治疗效果。比如都是坐骨神经痛,我首先要问病人痛感是沿着大腿的后侧往下放射还是沿着大腿的外侧向下放射。如果是沿着大腿的后侧往下放射,就可初步判断是足太阳膀胱经堵塞,我会沿着足太阳膀胱经一路按压承扶穴、殷门穴、委中穴、承筋穴、承山穴和昆仑穴,在有淤堵的穴位上,病人就有压痛感;如果是沿着大腿的外侧往下放射,就可初步判断是足少阳胆经堵塞,我会按压病人的居髎穴、环跳穴、风市穴、阳陵泉、蠡沟穴,以确定被堵塞的穴位。在有压痛感的穴位上施以针灸往往能起到很好的治疗效果。如果病人有失眠、心悸、胸闷等和心脏有关的症状，我会在病人的心经和心包经上用针或刮痧，清除经络里的淤积，往往可以起到很好的治疗效果。

在穴位上针灸，可以治疗五脏六腑的疾病，其原理就是通过针刺经络上的穴位。当人体的免疫系统发现有强烈的外来物侵入以后，会通过输送白血球防御机制来抵御外侵。与此同时，人体的这些防御物质就会清除堆积在穴位里的废物，这样就帮助人体清除了废物，打通了经络，让由于经络堵塞而受到干扰的内脏器官可以正常工作，从而恢复人体的动态平衡，疾病也就得到了治疗。这就是我理解的针灸治疗的原理。

经络通则心安

不健康的心理也是由经络不通引起的，改善心理健康水平同样需要打通经络。

在中医理论里，身体的疾病是经络不通引起的，而心理失调和心理疾病也是经络不通引起的，这是弹穴位法的理论基础。这样的表述在一般的中医教科书里没有，我们对于这样的论述可能有一些怀疑，其实，这样的思想早在《黄帝内经》里就已经出现了。

一、中医中人体气血流通和心理状态的关系

让我们看看《黄帝内经》里是如何讲述人体气血流通和心理健康之间的关系的。在《灵枢·通天》里，把人根据阴阳平衡的不同程度分为太阴之人、少阴之人、阴阳平和之人、少阳之人和太阳之人。太阴、少阴、太阳、少阳之人由于阴阳的不平衡，心理状态、性格上有明显的差异。太阴、少阴

之人性格里的阴柔面多一些，而太阳、少阳的人则喜表现，外露一些，只有阴阳平和的人心理最健康，情绪最稳定。《黄帝内经》描述阴阳平和的人在身体内部为"其阴阳之气和，血脉调"，他表现出来的状态是"阴阳平和之人，居处安静，无为惧惧，无为欣欣，婉然从物，或于不争，与时变化，尊外谦谦，是谓至治"。从这段话我们可以看出，《黄帝内经》是把人的外在的品格修养和内在的气血流通是否顺畅联系在一起，认为人体的气血通畅是健康心理的内在的生理基础。人体内部的阴阳平、气血和，表现出来的状态就是非常的淡定，心情放松而没有恐惧感，也不会得意忘形、大喜过望，随遇而安而对身外之物不强求，对人谦和有礼，这是最高层次的修养。《黄帝内经》在这里就告诉我们，人体的气血流通状态直接决定了心理的健康状态。

那气血与经络是什么关系呢？《黄帝内经》里也有答案。在《素问·调经论》中讲到："五脏之道，皆出于经隧，以行气血，血气不和，百病乃变化而生，是故守经隧。""经隧"就是我们现在讲的经络。这就明确的告诉我们：人体五脏气血流通的通道就是经络，经络不通，造成了气血不和，"百病"乃生。"百病"当然包括我们讲的心理失调和心理疾病。而治疗上守住打通经络这条路就对了。

所以，《黄帝内经》已经告诉我们：经络畅通决定了气血和，而气血和则内心平静、心理健康。相反，经络不通气血就不和，气血不和人内心就无法平静，于是就表现出愤怒、仇恨、焦虑不安、恐惧、内疚等负面情绪，有负面情绪对其他人就会比较苛刻而无礼貌，或与人沟通有障碍，与人相处就不会和谐。

成书于两千年以前的《黄帝内经》对人体的经络、气血运行和心理状态的关系的描述，已经讲得非常清楚。在我们进入现代社会，面对剧烈的社会变革，社会矛盾丛生而人们的心理空前焦虑的时代，我们应该发掘和运用传统文化精神和心理研究的精华，实现内心和社会的和谐。弹穴位法就是在传统中医文化基础上进行创新的一个范例。

我们再来看华佗的一个医案，说明经络不通和心理失调的关系。这个故事记载在《三国志·华佗传》里。讲的是一个郡守有一段时间脾气非常暴躁，动辄就发怒。他的孩子受不了他的脾气，就请华佗来给父亲看病。华佗看了以后，诊断为瘀血堵塞于肝经造成的肝火旺而易怒，必须把瘀血清理出来才能好。什么方法好呢？华佗决定采取一种激将法。他让郡守的儿子告诉了他几件郡守尴尬、羞于见人的事。华佗回去以后就给郡守写了一封信，列数了郡守的不是，把郡守羞辱了一番。郡守看了这封信，火冒三丈，七窍生烟，要手下捉拿华佗回来出气。郡守的儿子给手下的人打了招呼，手下的人走一圈回来告诉郡守华佗跑了，捉拿不到。郡守听到以后更加怒火冲天，一气之下口吐黑血，病由此就好了。这个医案说明郡守的瘀血造成了经络堵塞而导致了情绪的失调。华佗通过一种特殊的刺激法让郡守把瘀血吐出来，打通了经络，心理也就恢复了正常。

二、心理问题是由经络不通引起的

虽然《黄帝内经》里已经有了经络不通百病乃生这样的思想，但明确把心理疾病归咎于经络不通造成的气血不和还是一种创新的中医理论表述。

西方心理学往往认为心理现象是和决定人的意识的大脑相关的，而心脏只是一个提供全身血液的器官，和人的精神没有关系。而中医认为心主神明，统领人的精神。心肝脾肺肾五脏对七情六欲各有所主。这不是什么臆想，是实实在在的科学。肾脏移植和心脏移植都曾出现过手术后人的性情改变，接受器官移植者的性格体现出器官捐献者的特征的案例［参见保罗·皮尔索尔（Poul Pearsall）《心脏密码》（*The heart's Code*）］。所以，离开人体的气血流通而单纯地研究心理是空中楼阁，是无源之水，无本之木。

芬兰的科学家发现，人的不同情绪和人体热量分布具有显著相关性①。这为情绪和气血运行状态的相关性提供了一个直接的科学证据。科学家们找来700名芬兰、瑞典、中国台湾的受试者，通过图片、影片、文字等方式，激发受试者不同的情绪，然后记录下在不同的情绪下人体各个部分热成像图的变化，结果得到了不同情绪下非常统一的热成像图。

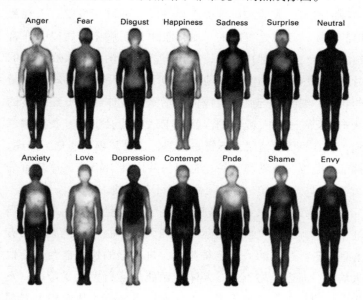

① Nummenmaa L, Glerean E, Hari R, et al. Bodily maps of emotions. Proceedings of the National Academy of Sciences, 2014, 111（2）: 646－651.

　　这个图告诉我们，人在不同情绪下身体会有相对应的气血流转的状态，印证了中医里讲的喜、怒、忧、思、悲、恐、惊这七情和人的气血流通有直接关系的理论。人在正常情绪下，没有发热的区域，人的内心是平静的，这是最佳常态。如果能一直保持这样的状态，就是《黄帝内经》里讲的"阴阳平，气血和，内心静，外谦谦"的状态。而人在高兴和有爱意的状态下，由于血液循环加快而全身都发热，是一种舒服的状态，也是气血通达的状态。但这不可能是一种常态，过喜也不好，中医讲"过喜伤心，神散"。这种热量消耗比较快的状态一般不可以持续太长时间，最终还是要回归到常态。

　　我们再来看一些负面的情绪，我们看到在恐惧和焦虑这两种情绪下，人的胸口部分在发热，而四肢不发热。人在恐惧的时候，四肢是发凉的，血都集中到了胸中，所以人在害怕的时候，四肢都用不上，是没有战斗力的。而人在抑郁的时候，显然全身的组织都血液供应不足，呈现一种缺乏热量的状态。细胞缺乏血液供应而不活跃，人体处于低速运转的状态，反应比别人慢半拍，就难于适应社会生活。我们注意到，所有的负面情绪，不管是愤怒，还是恐惧、悲伤、焦虑、抑郁、蔑视、羞耻和嫉妒，它们的共同特点都是人体热量分布不均匀，这时候一定是气血流通不顺畅的。

　　我们必须认识到，心理是身体气血能量运行的反应。当经络畅通，人体气血能量运行畅通无阻，心理就健康，没有心理阴影。这样的人一定很阳光，自己很愉快，也会带给他人愉快。而当经络不通，人体气血能量运行发生了障碍，发生了扭曲，有了心理阴影，人就变得不痛快，从面相上看都会显得面部肌肉紧张，这就是所谓的相由心生。如人的肝气不舒，就是爱生气，爱抱怨；而人萎靡不振，得了抑郁症，基本上是人体排毒功能障碍，人体的代谢物（毒素）不能正常排出体外造成的；人感到紧张，有焦虑症往往是心经排毒不畅引起的。中医常说"通则不痛，痛则不痛"，这是放之四海而皆准的真理。这里的痛，不仅包括的生理意义上的痛，还包括心痛，也就是心理亚健康和心理疾病。

在我的诊所里，我按照经络的原理，既治疗各种慢性痛症，也治疗如抑郁症、焦虑症、心理压力等心理疾病。随着病例的积累和不断地学习经典理论书籍，我逐渐清晰地认识到，不管生理疾病还是心理疾病，都是经络不通引起的。特别是心理疾病，在西医看起来并没有什么器质性的病变，那多半都是因为气滞血瘀、痰湿引起的经络不通。中医里有句话："怪病多痰饮"。这里的痰饮，就是聚集在经络里的黏稠的液体。这些痰饮就是扰乱我们心神的元凶。这些中医的原理和我们在前面介绍的弹穴位法通过对杏仁体和皮质醇水平的调节从而让人的精神放松的科学研究的结论是一致的。

按中医理论，把喜、怒、忧、思、悲、恐、惊这七情作为疾病的内生性病因，因情志失常会导致疾病的发生。当下很流行的一种认识是心理疾病会引起生理疾病。当生理疾病被指向是心理疾病引起的，而治疗心理疾病我们又没有什么好办法的时候，就像走进了一条死胡同，没有解决的办法。把七情作为疾病的内生性病因是一种似是而非的理论，它忽视了在生理和心理之间有经络系统这个桥梁。生理疾病和心理疾病并非互为因果，经络不通才是因，生理疾病和心理疾病都是果。当经络不通，会同时产生生理疾病和心理疾病，打通经络既可以治疗生理疾病又可以治疗心理疾病。以这样的认识为指导，就为中医经络理论整体治疗生理和心理疾病打开了广阔的天地。

三、疏通经络与西方的心理治疗法的比较

我们再以心理失衡都是由经络不通引起的这样的认识回过头来看西方心理治疗的谈话疗法和药物疗法。在国内，人们有了心理疾病，愿意接受谈话疗法的比较少，主要原因一是不了解，二是谈话疗法的效果非常慢。我们从道森·丘吉尔博士的研究中对照组的结果了解到，谈话疗法对人体皮质醇分泌水平没有任何影响，因而不能改善病人的焦虑状态。而药物治疗法，在我看来和止痛药对于痛症的意义是一样的，并不能解决心理疾病的病因，因而当药力一过，不良情绪又回来了，又要继续吃药。这样就降低了适应社会生活和工作的能力。像止痛药一样，在全世界范围内，还存在着严重的抗抑郁药的滥用问题，长期服用药物产生的副作用对身体内脏器官的损害也很大。

因此，企图依赖药物治疗抑郁症不可取，不是治本之法。还是要真正理解抑郁症等心理疾病的原因在于经络不通，通过如针灸、推拿、气功、太极拳、静休、瑜伽等传统的疗法和弹穴位法这样的新方法，打通经络，清除体内的废物，帮助身体以自然的方式恢复到平衡状态，这才是治本之道。

第四章
心安，从接受自己开始

　　弹穴位法其实是建立接受和爱自己的理念，以及打通经络疏通气血相结合的方法。如果说弹穴位法是一辆两轮的马车，弹穴位打通经络是其中的一个轮子，接受和爱自己的自我暗示就是另一个轮子。直面我们的心理阴影和不安的情绪而接受和爱自己，是从意识上和我们的本性相和谐。弹穴位打通经络，清除我们的心理阴影，可以改变我们的潜意识，让我们从内心自觉地接受和爱自己。两个轮子协调作用，可以让弹穴位法发挥最大的情绪调节作用。我们在弹穴位的过程中要反复讲"完完全全地接受和爱自己"，就是要把这样的理念植入到心里去，成为指导自己的新的内置程序。只有从意识和潜意识上完完全全地接受和爱自己，人的内部才能实现和谐而不是分裂，才会消除所有的烦恼和忧愁，才能让自己过得平静和愉快。

从古人的智慧中发现接受和爱自己的理念

庄子的人生理念和弹穴位法所倡导的接受和爱自己的理念是非常接近的。著名的文学家流沙河老先生花了十几年来研究庄子，他写了一本书叫《庄子现代版》，帮助现代人理解庄子的理念。他认为很多的人对庄子误读了，以为《庄子》体现的是非常消极的人生态度，什么都不追求地消极地混一生就算了。流沙河老先生认为，《庄子》不仅不是消极的，而且是非常有战斗性的。以前我也认为《庄子》是消极的，以一种安贫乐道的态度去对待人生，不思进取而逍遥。在我掌握了弹穴位法以后，再来读《庄子》，就能理解流沙河先生体会的《庄子》真正的人生理念了。

《庄子》第一篇就是《逍遥游》，以前我的理解就是做人就是要向鲲鹏一样的遨游在九万里高的蓝天下，那叫个逍遥，那叫个自由，而那些只能飞到树梢高的小鸟没有机会飞这么高，当然也就看不到飞到九万里高空的壮丽景色。小鸟算是白活了一趟，只有埋怨自己命苦。其实不然，《庄子》实际是在讲一种人生理念，那就是每个人，每一个生物，不管大如鲲鹏，小如小鸟，寿命长如彭祖，短如薛苔，都是造物主的杰作。大小、寿命长短都是相对的，大家在造物主面前都是平等的。小鸟不用去与鲲鹏比谁飞得高，在自己力所能及的范围内过好自己的生活就好了，就顺天道了，如此而已。贫穷也好，富裕也好，都是自己的生活，和别人无关，都要坦然面对，不要和别人去攀比。失意的时候不自暴自弃，得意的时候不忘乎所以。庄子非常欣赏舜帝。当舜帝还未发达的时候，生活贫困，还差点被他的兄弟和后母害死，但他可以坦然面对。当他成为一国之君以后，享受富裕的生活，也不觉得有什么了不起，内心一直都是一样的平静。这样一种不受外在环境干扰的内心平静的状态才是真正的逍遥和自在。

接受和爱自己是追求梦想的起点

接受和爱自己，很简单的一句话，但实现起来并不那么容易，这句话所代表的人生理念和很多人（特别是心里痛苦的人）所持的理念是截然不同的。我们一般不会主动去想自己为什么会有烦恼、忧愁和焦虑，以为这是人的自然的情绪而不可以改变。

其实，我们的心里的不痛快，都是从意识上对自身的否定造成的。不认可自己，不接受自己，不爱自己了，内心在挣扎。比如，我们和别人发生了冲突，被别人打了，被别人骂了，内心会感到非常愤怒，又非常自责，怪自己不争气，打不过也骂不过，没有本事去反击，只有自己忍着，恨不得自己打自己一顿。这些情绪最后都归结为否定自己的意识，和爱自己的本性相冲突，才有了烦恼，才有了心结，才有了内心的痛苦。被人打本身只是一个诱因，把对自己的轻视映照出来了。

挨打本身并不一定会造成自己心里难受。大家都熟悉周瑜打黄盖的故事，黄盖被打得皮开肉绽，是他愿意的，他的心里并不会感到难过。因为他知道这是要完成使命必须要演的一场苦肉计。他对接受这样的皮肉之苦不仅不感到痛苦，还为自己感到骄傲。所以外界对于人的非常规刺激能否使人心里产生痛苦的意识，最终还是取决于受刺激的人如何看待问题。

　　爱自己是人的天性，是人生存和发展的"道"。只有消除否定自己的意识，才能消除意识和天性相分裂的状态，人才能达到内心的平静。而实现这一点的唯一途径就从意识上完完全全地接受和爱自己。而这样的意识，与外在的环境和条件并没有直接的关系。别人看起来很苦的事，只要自己有一种去完成的使命感，就不会觉得苦。而如果是自己不愿意做的事，别人看来再风光，内心也是痛苦的。

　　随着市场经济的发展，很多人为拥有更多的财富而打拼。有幸挣到财富的人自己感到幸福与否不论，至少在别人的眼里是成功人士。他们大概可以用财富的数量级和奢侈的消费来抚慰自己的心灵。而对于大多数人来说，不信上帝，不信佛祖，别人赚钱又和自己没有关系，那要用什么来抚慰我们的心灵呢？难道我们就认为自己活的没有价值，怨天尤人，自暴自弃，甚至要寻死觅活吗？我们是否要瞧不起自己，对别人低三下四呢？我们怎么才能找到自己的价值，不像浮萍一样随波逐流呢？我给大家开的方子就是对自己说："我无条件地、完完全全地接受和认可自己，爱自己。"只要把这句话植入内心，无论遇到大事小事，觉得难以自控的烦躁和不安时，就立刻启动这一程序，告诉自己要完完全全地认可和接受自己就可以使紧张的情绪放松下来，心也就平静下来了。在这样的状态下去处理事情就会非常的理智，可以达到预期的效果。

　　不管处于什么样的社会地位，拥有多少财富，只要能完完全全地、无条件地认可和接受自己，就不需再看别人的眼色行事，就把自卑心这个无形的枷锁砸碎了，让自己的内心变得无比的强大，就对自己和环境有了一个清晰的认识，可以制定自己的人生目标并且享受完成它的过程。

相反，如果不爱自己，不认可自己，那么，有什么想法和目标往往都认为自己没有能力去完成而中途放弃，或还没有开始就因为怀疑自己的能力而放弃梦想，或把自己的一切情感和希望都寄托在别人的身上，然后胆战心惊地在心里默默祈祷："请对我好点啊，我就靠你了，没有你我就活不下去了，我是伤不起的啊！"这样的没有自信和不认可自己，人就会像浮云一样随风飘荡，没有一点安全感。很多人就是在日复一日，年复一年地重复这样的生活的。

爱自己、接受和认可自己是这个时代的呼唤。在封建社会，家族观念盛行，人口的流动性很小，人的个性发展必须符合大家族的利益和规范，当个人和家族的利益发生冲突时，一定是牺牲个人而维护家族的利益。在那样的环境下，接受和爱自己的理念不能放在第一位。但在现在这样一个信息大爆炸和人口大流动的市场经济时代，传统的家庭结构、社会组织结构完全改变了，人们的生活和就业的方式也改变了，人人都是独立在社会上打拼，自己只能对自己的行为负责。我们要在这样的时代不随波逐流，不迷失自己，建立一种接受和爱自己的人生观是必须的。新一代的年轻人正在建立这样的人生观，发出了"我爱我自己""我要做自己"的呐喊。他们成长的环境更加宽松，要以更加遵从本性的方式快乐地生活，更加自我。这和信息化的时代是相适应的，和弹穴位法的理念是一致的，

我们应以一种全新的思维方式来重新思考应该如何对待自己。只有建立了接受和爱自己的观念，在处理家庭关系、工作关系、朋友关系时才能抓住本质，把复杂的问题简单化而轻松解决。以这样的观念为指导去处理事情，能够看清问题的本质，而不会瞻前顾后，犹豫不决。决策依据变得单一，

做完决策也不会后悔、不会纠结，因为要考虑的唯一问题是这样决策是否符合自己的良心，要求尽遂人愿，但求无愧于心。至于自己无法控制的，就顺其自然，随它去吧。

反省要以接受和爱自己为前提

自我反省是人不断提高的基本方法之一。通过反省，不断地总结经验和教训，有助于我们在今后的生活和工作中取得更好的成绩，避免犯同样的错误。然而，在自我反省的时候，如果总是责怪自己、批评自己、贬低自己，那就会让我们变得越来越自卑，越来越没有自信。我们反省，是为了客观的分析自己和周围的环境，对待自己的缺点也要以宽广的胸怀接受，不自责，就不会觉得内疚，不会有负面的情绪。只有这样的反省才能为取得进步打下良好的心理基础。

自责、内疚，觉得自己没有价值、不值得别人的尊重，这样的情绪在很多的人身上都会有一些，它被无限强化以后，抑郁症就来了，甚至会产生轻生的念头。我们要做到内省而不内疚，才能内心安宁。

你可能会问，反省怎能不做自我批评呢？反省不是为了批评自己，而是客观评价自己的现状，规划未来。举一个例子说明这个问题。围棋有一个术语叫形势判断，这是在下棋的过程中，在不同的阶段对形势的优劣做一个客观的评估。如布局序盘阶段结束，要估算一下自己已经占到多少空，对方占到多少空，对自己到这个阶段处于优势、劣势、还是均势做出评估。这个形势判断的目的，不是去检讨和纠结自己哪一步棋走错了，去责怪自己，而是要客观地评价当前的形势，以制定下一个阶段的行棋战略。如果是处于劣势，下一个阶段就要走出比较冒险的棋，如果是处于优势，就可以走比较安全的棋，如果是均势就走平稳的棋。下一步有三四个选点代表不同的风险度，如果不做形势判断自己就会在这几个选点之间犹豫，经过形势判断以后，该下哪一步就很清楚。形势判断不清，自己就心里没有数，没有方向感。形势判断清楚了，自己就能把握全局，收放自如，该赢的棋就稳稳的赢下来，形势落后的棋经过冒险拼搏也可能赢下来，总的胜率就会提高。正确的反省应该像形势判断这样只是客观评价局势而不是去检讨每一步棋的得失。对自己和环境有一个客观的评估，然后才知道应该如何经营自己的人生。

接受和爱自己不等于认命

我们所处的时代，生活和工作的节奏都很快。加之社会上攀比之风盛行，如果自己内心不够强大，就很容易随波逐流而迷失自我。很多人都会觉得压力很大，很大一部分压力来自和别人攀比，别人有的自己没有就心里难受，觉得自己低人一头，拼命要追赶甚至超过别人，这样自己才有面子。这样一种心态会让人非常的焦虑，觉得自己过得很辛苦。大家的眼睛很多都是在盯着票子、房子、车子这样的物质财富，而对自己的内心关注不够。社会环境不是个人可以轻易改变的，也不能把自己心情不好完全归结于社会，这其实是给自己找个借口，把自己过得不好的责任都推给社会。我们必须真心的面对自己，接受自己。自己必须承担起照顾好自己和家庭的责任。以什么样心态的活着，主要在于如何接受自己。

在一期《非诚勿扰》中，有一个男嘉宾说自己比较"认命"，台上的很多女嘉宾都认为"认命"就是消极的，认命就是不努力。而主持人孟非认为认命没有什么不好，他写的自传书名就是《随遇而安》，随遇而安的人生理念，并没有让他变得消极。

中文对于"认命"这样的词又没有明确的定义，有些人认为就是一个人没有什么理想，得过且过，随波逐流，混到哪里算到哪里。这种"认命"的人，对自己的现状不满而又无法改变，内心无奈，不接受自己，自卑而郁闷。

另一种"认命"的人不是这样的，他们认可自己，能够享受当下的生活。他们也要做事情，但不是很功利地去做。他们设定一个目标，觉得这是他们的兴趣所在而愿意去做，因而非常享受做事情给他们带来的快乐。他们不会过于追求结果，不会因为没有达到预设的目标而贬低自己，让自己不开心。这种"认命"是一种完全接受自己的态度，和前一种是有很大区别的。

只有完全接受和认可自己的人，才会不管在什么样的物质条件下都能过平静而快乐的生活。这样的人的人生理念和天性是和谐的，没有互相割裂而造成的内心痛苦和不安。比如有些出家人，他们过着简单而清贫的生活，但这并不影响他们内心的平静和快乐。我们也可以达到这样一种内心平静的心态，真正接受自己的人，在闹市里也能找到清静，外在的环境并不能对他的内心造成什么影响。真正接受自己的人，一切顺其自然，心安理得，这才是我们在当前社会需要的一种人生境界。

打通经络才能从心里接受自己

从意识上建立接受和爱自己的观念是非常重要的，是我们走上心灵自由之路的起点。但这样还不够，如果已经有了痛苦的回忆，或有抹不去的阴影不能释怀，或有恐惧、悲伤萦绕于心，为从前做的一件错事不能原谅自己，那还是会生活在心理阴影里。鲁迅先生笔下的祥林嫂就是这样一个典型人物。在我们生活当中，类似祥林嫂一样心态的人比比皆是。我的一个抑郁症患者的妈妈，已经是 80 多岁的老太太了，还在讲她儿子的小学老师是如何对她儿子不好，40 多年过去了仍耿耿于怀。因此，只是在意识上建立了接受和爱自己的理念还不能解决心理创伤留下的阴影，人可能还是会活在痛苦和恐惧之中不能自拔。

只有从潜意识里清除这样的心理阴影，才能从内心接受和爱自己，这需要打通经络才能完成。从科学的角度来解释，就是要通过穴位的刺激，让人体明白，威胁自己安全的因素已经不存在了，可以不再恐惧了。通过缩小大脑里的杏仁体来解除警报，再降低皮质醇水平来让人回归到放松的状态。皮质醇这样的激素在中医概念里是没有的，但中医有痰饮的概念。痰饮堵在经络里，阻断经气的流通，扰乱心神，人就会心不在焉，心焦躁烦，甚至失神落魄。要完完全全地接受和爱自己，并清除"痰饮"，才能彻底清除心灵上的痛苦，实现内心平静而快乐生活。

找到一个有效的方法来打通经络非常重要。禅坐的方法虽然一定程度上也可以起到打通经络的作用，但毕竟是被动地依赖人体的自愈功能，效果比较慢。而弹穴位法是一种非常直接、主动且安全有效地打通经络而清除心理阴影的方法，在下一章，我们就来介绍弹穴位法的操作过程。

第五章
简单易学的弹穴位法

　　弹穴位法是现代心理学和经络理论相结合的产物。它的操作过程包括两部分：一是从思想意识上接受和爱自己，并把它讲出来，二是弹穴位打通经络，从潜意识里清除心理阴影。我们在前一章已经讲过了建立接受和爱自己的理念对于心理健康的重要性。在这一章，我们就来具体介绍一下弹穴位法的操作过程。

弹穴位法起效的原理

　　为什么轻弹穴位就能够打通经络呢？这是利用了共振原理。

　　按量子物理学的理论，在粒子的水平上，物质的固体形式就消失了，变成波的状态。固体的稳定性如何，就取决于波的振动频率的大小。处在同样振动频率上的物质可以同时运动而不需要或只需要很小的外力支持。这就是共振原理。

我举一个例子帮助大家理解。我们知道，人体靠心脏来供血，靠心脏有节律地收缩来把血液通过动脉运向全身。血液流动的速度是很快的，达到近 10 米/秒。你一定想象心脏是一个非常强大的压力泵，需要很大的功率才能把血液输向全身。而实际上，一个体重 60 公斤的成年人的心脏输出功率只有 1.2~1.5 瓦。心脏这样小的输出功率是如何供应这样大的供血需求的呢？生物物理学家告诉我们，这就是因为共振原理。人本身就是由一个受精卵有丝分裂而成的，人体各个细胞的结构几乎都是一样的，都是可以沟通的，处在同一个振动频率上，整个人体就是一个共振体。在共振效应下，身体细胞和组织在心脏输出血液的同时，有一个配合吸的动作，这样共同完成了血液的输送任务。

台湾大学教授，在美国约翰·霍普金斯大学的生物和神经学博士王唯工先生认为人体就是一个共振体，人体共振的小单位就是穴位，而大单位就是经络①。这就是轻敲穴位能打通经络的物理学原理。因为我们的经络和穴位都是共振体，在外面给穴位一个很小的力都可以对经络产生很强的振动波。这种振动波沿着经络运动，就像海浪一波又一波，对经络淤积形成冲击，达到打通经络的目的。

弹穴位法是用手指弹穴位的方法来打通经络，促进浊气或痰湿的排出，从而达到气血通达和心理平衡的目的。弹打是我们的手段，穴位是我们调节经络的入口，经络畅通，气血和顺，心理才能恢复正常。按照经络理论，经络是一种通道，不仅每一条经络是通的，经络间也是互相联通的。我们

---

① 王唯工《气的乐章》，北京，中国人民大学出版社，2016 年。

可以通过弹打一组优选的穴位而打通所有的经络，让堵塞在经络里的浊气和痰湿不管在什么地方都可以被清理出来，所以，我们所选用的穴位也是有一定的讲究的。我们选用的大多是头面部的穴位，一是方便轻弹，二是头面部集中了人体各经络的起始穴和终点穴，弹这些穴位能起到很好的疏通整条经络的效果。

弹穴位法使用的穴位

经过长期的临床应用和筛选，我们在弹穴位法中使用的是 10 个穴位：后溪、内关、攒竹、瞳子髎、承泣、人中、承浆、神藏、大包和百会。

一、后溪穴

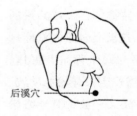

后溪穴

后溪穴最早见于《黄帝内经·灵枢·本输》篇，为手太阳小肠经的腧穴，又为八脉交会之一，通于督脉。有舒经利窍、宁神之功。适合经常坐在电脑前的上班族、发育中的孩子，可预防驼背，颈椎、腰部、腿部疼痛，也有保护视力、缓解疲劳、补精益气的功效。

后溪穴可以直接通到督脉上去，属于八脉交汇穴里面很重要的一个穴位。督脉主一身阳气，阳气旺，则全身旺。我们把后溪穴作为第一个弹打的穴位，就是利用它通督脉而振奋阳气的作用。

后溪穴怎么找呢？把手握成拳，在小指关节后的远侧，拳横纹头、赤白肉际处即是（把手握成拳，在第 5 掌指关节后横纹的尽头就是该穴）。

我们通过弹后溪穴，把全身的阳气鼓动起来，准备接下来调动这些阳气去打通经络。这就相当于我们运动之前要做的热身，也相当于打太极拳时的起势动作。

二、内关穴

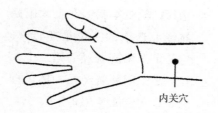

内关穴

我们第二个要弹的是内关穴。内关穴是一个非常常用的穴位，它位于心包经上，位置在手臂内侧，手腕横纹上两寸（三横指）处。内关穴是治疗心脏疾病的要穴，它是心脏所排瘀浊之气的重要出口。当心包经被瘀浊之气堵塞，心脏功能就失调，反映出来的生理现象就是心律不齐、心跳加快、心肌炎、心痛、失眠等，在心理上反映出来就是心慌、焦虑、神不守舍等。通过弹打内关穴，就可以疏通经络，促进心包经里的瘀浊之气排出，让心脏功能恢复正常，消除生理和心理的症状。

我在治疗失眠症的时候，除了在内关穴扎针以外，还要在心包经上刮痧，病人的内关穴上往往会出痧。这表明心包经的废物堆积和心脏症状是相关的。出痧以后病人的症状就会减轻。

在现代社会，由于物质生活条件的改善，特别是食物结构的改变，大家吃高脂肪、高蛋白的食物多了，胆固醇在血管里沉淀下来，随之而来的就是心脑血管病风险的增高。我们要预防心脑血管病的发生，一方面要调整饮食结构，吃清淡一点，少吃一点。同时，要让心脏的排毒系统随时保持通畅，也就是要让心经和心包经保持通畅。这样可以降低心血管病的发病率，同时也可以降低焦虑症等心理疾病的发病率。按摩心包经就是一个很好的方法。

三、攒竹穴

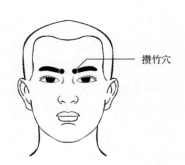

攒竹穴

攒竹穴在面部，眉毛内侧边缘凹陷处。我们在足太阳膀胱经上选取的穴位是攒竹穴，它是足太阳膀胱经的第二个穴位。足太阳膀胱经是人体运行最长，穴位最多（共有 67 个穴位）的经络。足太阳膀胱经起于眼内角，向上经过头顶，绕到项后，向下至背腰骶，然后沿下肢后外侧，最终到达小趾外侧，连接大脑、眼睛、五脏六腑、背部、腰部、下肢等部位。五脏六腑的俞穴和相应的神志穴位都位于其通过的背部。足太阳膀胱经是人体五脏六腑的最大的排毒通道，对调节人的情绪有重要作用。在膀胱经的第二背俞穴线上，依次排列着五脏的情志穴位，它们是：魄户、神堂、膏肓、魂门、意舍、志室。它们对应的脏器为肺、心、心包、肝、脾、肾，这条线我们称之为情志线。当我们的内脏对应的经络排毒不畅时，在相应的俞穴上就敏感，有压痛感，说明经络不通有淤积。汉语里对这样的不正常的情绪就形容为心神不定、神不守舍、病入膏肓、魂飞魄散、胆战心惊、意志不坚定等等。这种非正常情绪，就通过穴位、经络和五脏的不平衡联系起来。我们通过弹攒竹穴，加快整条膀胱经的经气流动，促进与五脏相连的神志俞穴毒素的排泄，达到调气安神的作用。

四、瞳子髎穴

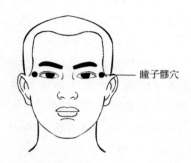

瞳子髎穴

瞳子髎穴是胆经的第一个穴位，在眼的外侧。足少阳胆经巡行的线路是人体的侧面，深度为"表里之间"。按中医理论，肝藏血，主疏泄，是人体的解毒和排毒器官。而胆和肝相表里，胆经的疏通与否直接影响到肝的排毒功能。肝胆功能失调对人情绪的影响有两方面：怒和惊恐。当肝胆经气过旺时，易怒。人常说，冲动是魔鬼。人在怒气冲天的情况下往往会说出对别人伤害很大的话，给自己树敌，做出很不理智的行为。人的肝胆气不足，又走到另一个极端，那就是胆小怕事，胆战心惊。由于自己没有胆识而失去很多的发展机会。疏通胆经会帮助自己克服易怒和胆小的不良情绪，使自己心平气和地对待周围的人和事，在理智的状态下做出判断。我们通过弹瞳子髎穴就可以起到疏通肝胆经的作用，帮助人在比较紧张的环境下依然能保持平稳的心态，让自己既能动又能定。

五、承泣穴

承泣穴是足阳明胃经的第一个穴位，位于面部，瞳孔直下，当眼球与眶下缘之间。是足阳明胃经的第一个穴位。足阳明胃经起于鼻旁迎香穴，经过面部、颈部，下到胸腹部正面，再经过大腿的外侧、小腿的胫骨外缘到脚背部，止于大脚趾和二脚趾之间，左右各45个穴位，共90个穴位。著名的足三里穴就在这条经络上。足阳明胃经涉及人的呼吸系统、

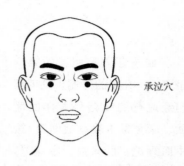

承泣穴

心血管系统、消化系统、泌尿系统和生殖系统，当然最直接的就是本经的胃肠消化系统。中医学认为，胃气为后天之本。在人出生以后，先天之本已定而藏于肾精，维持人体运行的主要能量来源就是摄取、消化食物来将天地的能量转换为自己的能量。而人体五脏六腑的正常运转都离不开脾胃的消化功能将精微物质输送到全身。俗话说，人是铁，饭是钢，一顿不吃饿的慌。饿本身就会让人产生恐慌的感觉。胃经不通，使人的消化功能减弱或受阻，不仅会让肠胃受到损害，还会造成其他的器官因能量供应不足而功能减退。这些都会引起人的情绪不正常。人吃什么、怎么吃对消化系统的健康影响很大。一般的原则就是要吃得全面，以摄取人体需要的各种营养物质和微量元素；饮食有节，不能过量，在保证营养供应的前提下减轻胃肠的负担。弹承泣穴可以帮助我们打通足阳明胃经，利于排出宿便、宿水、浊气，为人体创造一个轻松、清洁的内环境。

六、人中穴

人中穴又称水沟，是督脉上的穴位，位于人体鼻唇沟的中点。这个穴位很好找，就在鼻子下面。大多数人即使没有其他穴位的知识，对这个穴位都是熟悉的。

人中穴在督脉上。人体前阴与后阴的中间叫会阴穴，督脉从会阴穴延伸出来，从后背沿脊柱上行，过头顶和前额，过鼻到上牙龈上。这是人体的一条大阳经，把所有的阳经联系在一起，为"阳脉之海"。从前胸正中线一直向上到头部，

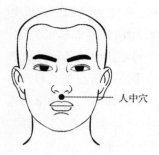

人中穴

有一条重要的阴经的脉，叫任脉。人中就是任督二脉的交汇处。这个穴位有个别称叫"寿官"，就是说长寿与否看人中；还有个别称叫"子停"，就是将来后代的发育情况怎样也要看人中。换句话说，人中是阴经与阳经的沟渠，从它可以看出阴阳交合的能力怎样。

我们都有常识，如果有人突然晕倒，昏厥不醒，就按压人中穴进行急救，往往人就会苏醒。这个穴位可以交通阴阳，直通我们的心神，所以有回阳救逆的功能。因此，敲打这个穴位，接下来再弹打在下巴上的承浆穴，可以打通任督二脉，调和阴阳，对调节我们的心神有很好的作用。

另外，人中穴的里面牙龈处是龈交穴，敲人中穴的同时也敲到了龈交穴。龈交穴是督脉的最后一个穴位，和任脉的承浆穴交汇于此。

七、承浆穴

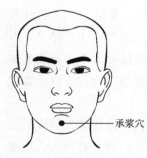

承浆穴

承浆穴位于人体的面部，当颏唇沟的正中凹陷处，是下唇中间凹入的地方，处于下巴与唇之间的位置。承浆穴位于任脉上，是任脉和足阳明胃经的交会穴。是任脉的最后一个穴位，也是和督脉在脸部靠得最近的一个任脉上的穴位。

在针灸治疗中，针刺这个穴位可以起到镇静安神的作用。任脉通联六阴经，称为"阴脉之海"，具有调节全身诸阴经经气的作用。任脉腧穴主治腹、胸、颈、头面的局部病症及相应的内脏器官疾病，少数腧穴有强壮和治疗神志病的作用。弹打承浆穴，可以打通任脉，促进各阴经代谢物的清除，调节脏腑功能，从而调节和五脏六腑相关的负面心理。和人中穴配合弹打，可以打通任督二脉，平衡阴阳二气，以激发人体经气的无障碍周流。人体气行血自流，经气通，浊气除，自然神清气爽，精神愉快。

八、神藏穴

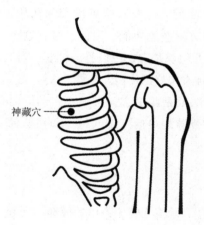

神藏穴──

神藏穴在胸部，当第2肋间隙，前正中线旁开2寸。神藏穴是足少阴肾经上的穴位。肾经是人体的一条重要经络，起于脚掌上的涌泉穴，沿腿的内侧上行，从腹部上通到胸部上沿。在胸部的几个穴位大都以神灵命名，如神藏、灵虚、神封。古人给这些穴位命名，就显示了它们的功效。告诉我们这些穴位是可以调神的。因胸部里面就是心脏，心脏功能失调就会导致心神不安。通过弹打神藏穴，就可以疏通肾经，改善心脏供血以安神，帮助收敛神气，安神定志。

很多时候我们在心里不痛快的时候，都会感觉到胸口堵得慌，拍拍胸口会感觉到舒服一些。我们经常看到人在极度悲伤的时候，一边嚎叫，一边不断地拍胸顿足，拍胸就是在拍打神藏穴，以改善心脏的供血，避免昏厥，这是人的一种自我保护的动作。

九、大包穴

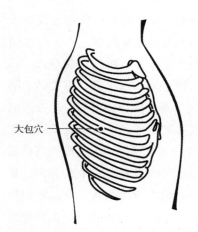

大包穴

大包穴位于人体胸部的侧面，腋中线头，第 6 肋间隙处，平乳头。大包穴是脾经上的最后一个穴位。脾经始于足，沿腿的内侧上行，通过腹部、胸部，止于大包穴。脾在中医里是一个主运化食物的脏器。人在后天就是通过摄取和消化食物来供应所需要的能量。胃和脾相表里，一消一化，共同完成从食物到身体能量的转化过程。胃的作用是将食品磨碎分解，脾的功能则是将其转化为身体需要的能量。脾的功能如果正常，五脏六腑、四肢百骸都有能量滋养，也有能量将废物排出到体外，人的健康就有保障。所以，人如果有病，健脾往往是治本之法，通过提高人的能量水平来增强自愈能力。人常说"兵马未动，粮草先行"，人也一样。清除经络淤积，调节负面心理离不开脾经的通畅。大包穴是连接足阳明胃经和足太阴脾经的络穴，在针灸治疗中治疗气滞血瘀形成的全身痛。弹打大包穴疏通脾经，可以为人体清除废物提供能量。

十、百会穴

我们弹的第十个穴，也是最后一个穴位，是百会穴。百会穴位于人头顶的最高点，在两耳尖连接线的中点上。

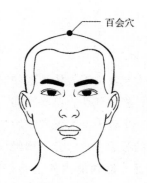

百会穴

百会穴归属督脉，别名"三阳五会"。《采艾编》云："三阳五会，五之为言百也。"意为百脉于此交会。百脉之会，百病所主，故百会穴的治症颇多，为临床常用穴之一。根据阴阳理论，人体是由阴阳二气组成。阳主动，阴主静；阳主升，阴主降。阴阳二气不断升降协调转化，才有人的正常生理活动。百会穴位于人体最高处，又为手足三阳经与"阳脉之海"———督脉的交会之处，所以为人体阳气盛极之处。根据"重阴必阳、重阳必阴"以及相反相成的原理，百会穴当具有良好的镇静安神、熄风定惊的功效。所以我们以百会穴来结束我们的弹穴位。弹这10个穴位就把全部的经络疏通了一遍，可以打通经络到达调节心理失调和治疗心理疾病的目的。

弹穴位法的基本操作步骤

第一步，确定心理调节的目标

我们在运用弹穴位法的时候，首先要确定我们要调节什么样的负面心理，是一个痛苦的回忆，一个心结呢，还是抑郁症、焦虑症、强迫症等等。只有明确了目标，我们的心理调节才有的放矢，才能产生良好的效果。比如，我们许多人都有多年埋在心里的怨恨、自责、内疚等负面心理，这些负面心理除了让自己难受，折磨自己以外毫无益处，这就是心结。我们要从记忆里把这个心结调出来，真实感受到了心里的难受劲儿，才有愿望把这个心结清除掉，让它以后不再来困扰我们。这样，心理疏导的目标就算是明确了。

第二步，确定负面心理指数

负面心理指数（Subjective Units of Distress Scale，SUBS）是1969年由约瑟夫·沃尔普（Joseph Wolpe）发明的测量方法，在全世界的心理治疗领域广泛运用于测量负面心理的程度。这个指标并不是很准确，但用起来很简单，一般是在诊所里使用。它相信病人能够通过直觉判断内心的感受。我们用0~10来表示负面心理指数。

10代表对事件的负面心理已经到了不可忍受的地步，病人完全不想谈到此事，觉得没有人能理解这件事，想起来就要崩溃了。

9也是负面情绪很高的状态，感觉非常非常糟糕，情绪马上要失控。

8是感到很糟糕，还可以控制一下情绪，但一不小心就会情绪失控。

7是情绪开始要崩溃，在情绪很糟糕的边缘，但还可以努力克制。

6是感到挺糟糕的，意识到应该想办法去解决不良情绪。

5是有一些心里不舒服的感觉，努力一下是可以控制自己的情绪的

4是有一些不痛快，无法回避这样的感受，感觉不佳但能控制自己情绪。

3是有点不舒服，并注意到了这样的感受。

2是有点不爽，平时不注意它不会出来打扰你，有时想到会有点困扰。

1是基本上还好，如果仔细地想会有一丝的不痛快。

0代表内心平静，完全解脱，没有不愉快的感觉。

　　我们在进行心理调节以前，要确定负面心理指数，这样就可以和心理调节后的心理状态进行比较，看看弹穴位法的效果如何，负面心理降低了多少。在咨询师给客户咨询的时候，通常会问客户这样的问题：从 0 到 10，0 表示完全不难受，10 表示难受得不行了，按你的直觉，应该是多少？被疏导的对象一般会选择一件 5～8 负面心理指数的心结来进行疏导，这样既能看到明显的效果，客户的情绪又可控，处于安全的范围内。如果是低于 5，如 2～3，甚至更低，就没有太大的必要进行疏导，效果也不是很明显。如果负面心理指数到了 9～10，那最好选择一个有经验的经络心理调节老师来帮助。

　　我们的目的是经过几轮的心理调节，把负面心理指数降到 0。也就是说再想起这件事，心里完全没有难受的感觉了，完全放下了。你可能不太相信，但弹穴位法完全可以做到。

第三步，组织提示句

　　弹穴位法是自我接受和打通经络相结合的方法。在自我接受方面，我们要直面心结并选择认可和接受自己。你要组织这样的一句话，其标准的句子结构是："虽然我想起这件事很难过，但是我完完全全地、无条件地接受和认可自己。"

第四步，一边弹穴位一边大声地把提示句说出来

　　我们一共选用 10 个穴位来代表所有的经络，通过弹这 10 个穴位来打通我们所有的经络，把对自己的认可和接受植入我们的潜意识里，并把堵在经络里的淤积点清除掉，从而把负面心理清除掉。我们依次轻弹后溪穴、内关穴、攒竹穴、瞳子髎穴、承泣穴、水沟穴、承浆穴、神藏穴、大包穴，最后以百会穴收官结尾。每个穴位在提示句说完以后就换下一个穴位，弹一个穴位的时间为 8～10 秒钟。我们边弹穴位边说：

"虽然我一想起这件事，心里就很难受，但是我完完全全地、无条件地认可和接受自己。"在说到"想起这件事"的时候，最好大脑就像放电影一样回忆这件事。在说到"我完完全全地、无条件地认可和接受自己"的时候，口气要尽量坚定，大声地讲出来。当然，当心里还不接受自己的时候，大声地讲出来还有一定的困难。然后依次弹下一个穴位，还是重复这句话，一直到这10个穴位弹完。

第五步，深呼吸两次，吐出浊气

进行两次深呼吸，吐出浊气。完成一轮的心理调节，大约用时一分半钟。

第六步，评估第一次心理调节的效果

第一轮的心理调节完成以后，我们需要评估一下通过这一轮的调节，心理失调是否有所改善或改善了多少。我们要衡量一下现在的负面心理指数是几，这样我们就知道和心理调节以前有什么变化了。如果有弹穴位的咨询师的帮助，这时候他会问受调节者现在的负面心理指数是多少。得到了确切的答案以后我们可以进行下一轮的心理调节。

第七步，调整提示句以后进行第二次的心理疏导

受调节者在第一轮心理调节以后负面心理指数一般会有所下降。那第二轮的心理疏导就针对剩下的负面心理。这时候，还是弹同样的这10个穴位，我们只需要调整提示句为："虽然我想起这件事，心里还是有一些难受，但是我完完全全地认可和接受自己。"通过加上"有一些"这样的限定语来明确针对的是剩下的负面心理。其他的没有变化，还是边说提示语边弹同样的穴位，语气应该更加坚定。深呼吸后以完成第二次的心理疏导。

第八步，评估第二次心理疏导的效果

如果起初的负面心理指数为 5，两次心理疏导大概可以把心结打开，把负面心理指数降到 0~1；如果初始的负面心理指数为 7~8，那大概要经过 3~4 次的心理疏导才能把负面心理指数降到 0。我们再一次评估剩下的负面心理指数是多少。

第九步，调整提示语后的第三次心理疏导

如果受调节者的负面心理指数经过第二轮的调节已经降到 2~3 了，那就有机会在第三或第四轮的疏导里降到 0，完全打开心结，清除心理阴影。我们把第三、四轮的提示句再调整一下，针对余下的负面心理："虽然我想起这件事，还是有一点难受（不舒服），但是我完完全全地认可和接受自己，爱自己"。还是像前两轮那样的一边说出提示语一边依次弹这 10 个穴位。然后深呼吸，结束这一轮的心理疏导。经过这几轮的心理疏导，受调节者的心理阴影就基本被清除掉了，从此想起这件事就完全不难受了。

对一个心结的疏导，大概花费不到 20 分钟的时间。这就是弹穴位法的基本操作过程。

从弹的次序上讲，依次按我们介绍的这些穴位来弹，养成习惯，到时候就不用去想下面该弹哪个穴位了，而是把注意力集中在所要解决的心理阴影上，这样效果最好。

在找穴位方面，即便没有什么中医或经络知识，也一样可以很方便地找到。如果记不住穴位的名称，单记住穴位的位置就可以了。比如，后溪穴在手掌侧面，内关穴就在手腕前，攒竹穴在眉毛边上，瞳子髎穴在眼的外侧，承泣穴就在眼下，人中穴在鼻下，承浆穴在下巴上，神藏穴在胸前，大包穴在胸侧，百会穴在头顶上，这样就很好记了。西方人学习弹穴位法，就是记住穴位的位置，不用去记穴位的名称，

一样有很好的效果。

这样我们实际是弹了 10 次，就把十二条正经和督脉、任脉都弹到了，起到了打通所有经络的作用。而我们弹一遍穴位所用的时间大概为一分半钟，非常节约时间，非常符合现代人的生活节奏。

运用弹穴位法的注意事项

弹穴位法非常简单，又非常安全，完全没有副作用。大量的实践已经证明，正确运用这个方法，完全可以起到清除心理阴影作用。因此，我们这里的注意事项，主要是针对如何正确运用弹穴位法以提高心理疏导效果的问题。

一、建议去参加一次弹穴位法的讲座

在有经验的弹穴位咨询师的引导下清除一个心结，可以提高对弹穴位法的认识和信心。虽然弹穴位法的基本操作步骤非常简单，但是也需要一些技巧。如果对弹穴位法的理论认识不够，第一次自己运用可能不够熟练，信心也不够，这样心理调节的效果会打折扣。参加一次弹穴位法的讲座，专注于在弹穴位咨询师的带领下完成一次打开心结、清除心理阴影的过程，对认识和掌握弹穴位法非常有帮助。我自己就是因为参加了一次 EFT 的讲座而建立起了信心，从而走上了钻研弹穴位法的道路。有一良师，是人生的一大幸事，可以避免走弯路。

二、指法的运用

弹穴位法用的就是自己的手指，没有比这样的方法更简

单的了。对于一般的穴位，将常用手的食指、中指和无名指并拢，依次弹打穴位。弹的力度为穴位略感酸痛而不难受即可。弹得太轻对穴位的刺激不大，效果差一点，弹得太重自己又不舒服，所以还是以有感觉又舒服为准。之所以用三根手指并拢弹，是因为三根手指可保证覆盖住要弹的穴位。而弹内关穴时，可以把三根手指和手横腕平行，手指稍微张开一点，这样不光弹到了内关穴，还弹到了心经和肺经。弹百会穴的时候，可以把手指放平，用指腹来弹穴位，这样既避免了用指尖弹到头皮上的不适，同时又可弹到旁边的四神聪穴，增强醒脑开神的效果。

三、弹哪边的穴位

大部分的穴位在人体上的分布都是对称的，左右各一个，一般来说弹哪边都可以，看你的习惯。内关穴是心包经上的要穴，对心神的调节作用很大。由于心的位置在人体胸肋内的左侧，所以弹左边效果要好一些。

四、认识负面心理的复杂性

弹穴位法对于解开心结和治疗心理疾病是非常有效的，经过几轮的心理调节，能够把负面心理降到非常低的水平。然而，对于一些比较严重的心理疾病，如果调节的效果不是很明显，就要考虑负面心理的复杂性了。

负面心理的复杂性可体现为两方面：一是同一种负面心理由多次类似的经历造成；二是一次经历可能造成不同的负面心理。比如说，参加过两次海湾战争的美国退伍军人有不少都患上了海湾战争综合征，也就是战后恐惧症。经历过战争的老兵，在日常生活中也会感到莫名的紧张和恐惧，时刻都以为危险在逼近，失眠，无法适应正常的生活和工作，严重的甚至有自杀倾向。这样严重的心理疾病，如果一次心理治疗的效果不好，或有反复，就要考虑负面心理的复杂性。老兵往往经历过多次残酷的战斗场面，每一次都可能有子弹在耳边飞过、炸弹在身边爆炸、战友在身边牺牲造成的恐惧感，每一次这样的场面都对人的精神造成了非常大的冲击，在内心留下了深深的阴影。对于这样的恐惧症，通过一次心理调节是不可能痊愈的，而要像剥洋葱一样，一层一层的往里剥，清除每一次战斗场面造成的恐惧感。

一次这样的战斗场面，可能对一个士兵造成不同的心理阴影，除了枪炮声造成的恐惧感外，可能还有战友在身边牺牲所激起的愤怒、对牺牲战友亲属的内疚等等，这些都组成了多层次的负面心理。在运用弹穴位法进行心理调节的时候，如果效果不明显或有反复，就要考虑这样一些复杂的因素，抽丝剥茧地理清各种心理阴影并进行有针对性、目标明确的心理疏导才能达到完全清除心理阴影的效果。这种情况不同于一般的心理疏导，需要在有经验的弹穴位咨询师的指导下才能达到预期的效果。

五、针对具体的心理阴影效果比较好

如果将心理疏导的目标设定得过大，调节的效果可能不明显。比如，我的一个抑郁症病人，他把他的问题归结为自卑感强，刚开始我们就针对他的自卑感进行疏导，组织的语言是："虽然我的自卑感很强，这让我感觉很差，但是我完完全全地认可和接受自己。"弹过三遍以后，他的负面心理指数还是没有下降。我意识到他的自卑感是小时候很多次的心理伤害形成的，必须要针对每一次的心理伤害来治疗，我就让

他回忆在中小学阶段所受的心理伤害。他居然回忆到了 6 岁时一次受欺负的经历，然后是在中小学阶段的多次心理伤害，包括被同学欺负和向女同学表白被拒绝等。这样针对一个个具体的心理阴影进行调节，效果就很好了，可以把心理阴影逐一清除掉。

六、精神病人不属于弹穴位法调节的范围，请留给精神科医生去治疗

精神病是大脑机能发生了紊乱。其病因和表现与心理疾病是不同的，不适于用弹穴位法调节，应及早到精神科进行诊断和治疗。

第六章
弹走恐惧症

在这一章，我们来了解一下弹穴位法在治疗恐惧症中的运用。

恐惧是一种很多人都有的不良心理。比如恐高症是一种比较普遍的恐惧症；有的人对各种动物有恐惧心理，有的人对水有恐惧心理，有的人对坐飞机有恐惧心理，有的人对看牙医有恐惧心理，有的人对针有恐惧心理等等。

恐惧症不在特定的场景下并不影响我们的正常生活，但有的场景是我们必须要经历的，它给我们带来的恐惧感会使我们非常不舒服，甚至会影响到我们的正常生活。比如，如果一个公司职员因工作需要经常坐飞机，但他（她）对坐飞机有恐惧心理，每一次坐飞机都备受煎熬，这就影响了他（她）的正常生活。

恐惧症是由于人在遭受强烈的心理刺激或伤害时，身体的能量系统发生改变以适应这样的压力环境而形成的。而当这样的心理刺激或伤害的环境发生了改变或已经不存在的时候，身体却调整不过来。身体里新的自主程序已经形成了，经络已经不通了。这时候，试图通过谈话疗法去治疗往往无法取得满意的效果。谈话疗法是让人的大脑明白一些道理，而不能改变身体的自主程序，尽管病人大脑已经接受环境改变的现实，身体还是依照已形成的异常程序来执行。身体的自主反应和大脑的理性判断就会发生冲突，这种冲突会给人带来非常大的困扰和不适应。如果我们从经络理论出发，通过清除经络里的淤积，使人体能量系统恢复流畅的运行状态，帮助身体改变自主程序，就可以治疗恐惧症。

下面是几个运用弹穴位法治疗恐惧症的案例。

马拉·普拉提是一位注册护士和弹穴位法治疗师，她在美国的一家医院担任护士工作，她在工作中会碰到不少对手术有恐惧感而不愿上手术台的人，她就通过弹穴位的方法帮助病人解除手术前的恐惧感。那天，她的同事给她送来了一位准备手术的病人。这位病人陷入恐惧感当中，完全不能接受将要开始的手术。马拉建议她尝试这种消除恐惧的方法，只需要用自己的手指在脸上和胸部轻轻地弹穴位。她们用的提示语为："虽然我对手术感到很可怕，但是我完完全全地接受自己。"在弹第二遍的过程中，这位病人突然停了下来，她告诉马拉："哦，恐惧感没了。"第二遍没有结束，这位病人对手术的恐惧感就已经消失得无踪影了。接下来就顺理成章，她同意手术并且手术得以顺利进行。

安德烈是一位弹穴位法的资深爱好者，他报告了一次用弹穴位法很快治愈对猫的强烈恐惧症的案例。有一天，安德烈请客人到家里聚会，正当他兴致勃勃地给大家斟上红酒的时候，突然听到门口有人尖叫。他急忙走出去看发生了什么事。发现是他的好友带来的一位朋友看到了他家的猫，正尴尬地倚在门上进退维谷。这位朋友有很严重的对猫的恐惧症，他不能和猫呆在一个房子里，在电视里看到猫都想要逃走。安德烈试图通过交谈让这位朋友安静下来，但是发现一提到猫就会让他产生恐惧感。安德烈决定用弹穴位的方法来解除这位朋友的恐惧感，他带着这位朋友弹了一遍穴位，这位朋友的恐惧指数就从 9 下降到了 4，第二遍弹完，这位朋友对猫的恐惧指数已经下降到了 1。然后安德烈问他愿不愿意走到窗户边上去看猫，他同意了，并惊奇地发现自己看着猫已经几乎没有恐惧感了。安德烈请这位朋友到屋里试一试还怕不怕猫，这位朋友进了屋里，和猫走近的时候，他还是有点怕，恐惧指数又上升到 3～4。这时候安德烈又带着他弹了一遍穴位，这位朋友的恐惧指数降到了 0。他可以和猫对视，也可以抚摸猫，猫蹲在他旁边他也丝毫不害怕了。这个巨大的转变过程只用了 15 分钟。几个星期以后，这位朋友打电话告诉安德烈，他已经养两只猫了。

在我给客户治疗和给学员培训的过程中，也遇到很多恐惧症的案例，我的体会是，用弹穴位法治疗恐惧症，效果是出人意料地好。下面举几个我治疗恐惧症的案例。

董先生在南京经营字画生意，对中国传统文化、书画、古董都有研究，我们的共同语言很多，经常在一起聊天。一个周末，我请董先生和他的太太来家里喝茶，董先生让我帮他清除一个心理阴影。我先让他想到自己想调节的事，像放电影一样在脑子里放一遍并得知他想到这件事时心里的难受程度有 7～8。我开始带着他弹穴位，并教他说："虽然我想到这个事心里很难受，但是我完完全全的接受自己。"

弹完一遍穴位以后，我问董先生："现在想起来这件事还难受吗？难受的程度还有多少？"出乎我的意料，董先生说："可能是也过了这些年，自己对这事已经淡忘了。"我意识到董先生要解决的心理阴影弹一遍穴位就被清除了，但他不认为这是弹穴位法起的作用，而认为是自己把这件事淡忘了。我带这他回忆这个过程，我说："是你让我帮你清除这个心理阴影，而且刚才你想到这件事的时候心里的难受程度是 7~8，是不是这样的？"董先生承认了。我又问他："那为什么用弹穴位法之前你没有淡忘而且还很难受呢？"董先生有点迷茫，但接受了我的说法。这是经常遇到的一个现象，受调节的人在经过弹穴位法的调节以后，以前非常清晰而又痛苦的记忆变得模糊了，但因为变化太快，他有一种错觉，以为不是弹穴位法帮助了他，他宁愿相信是什么别的原因让他淡忘了。经过启发和回忆这个调节的过程，董先生才确认的确是弹穴位以后才有这样"淡忘"的感觉。

晚上董先生夫妇在我家吃便饭，一杯红酒下肚以后，董先生的话匣子打开了，说要给我们讲一个故事。我问他是否是我们下午解决的这个心理阴影的事。他说正是。

1997 年 5 月的一天，董先生从南京到宜兴去进货。他们一行三人共乘一辆桑塔纳轿车，董先生坐在副驾驶的位置，还有一位同事坐在后排。当时还没有高速公路，从南京到宜兴是一条 150 公里长的二级公路，只需要不到两个小时。但因为路太直了，司机容易瞌睡，所以这条公路出过不少车祸。当车子进入宜兴境内以后，对面来了一辆大货车，董先生他们的车为了躲大货车，就想往右边拐，车子一下失去了控制，撞到了公路边的水泥防护栏。由于车速很快，防护栏被撞断，车子被撞飞起来，就像枪战片里演的那样，在空中向前翻滚 180 度，尾部向前，顶部朝下，轮子朝上地落在公路旁的水塘里。这是刹那间发生的事，等董先生回过神来，车子已经几乎淹没在水里，四周漆黑一片，静得完全没有一点声音。这时候，董先生意识到是发生了车祸，强烈的逃生欲望让他异常清醒。他不知道他的两个同伴在哪里。水已经进到了车里，车里只有上部很小的空间还没有被淹没，可以呼吸空气。他并没有意识到车已经是四脚朝天了，他在水里摸索，但不知道从什么地方可以出去。这时，他听到哗啦哗啦的水声在车的一侧响起，就伸手过去，结果抓到一个人的手臂。他意识到是有人来救他了，也意识到车是翻了，向下才是逃生的道路。董先生年轻的时候是游泳运动员，熟悉水性，他把头伸到上面狠吸了一口空气，把头向下钻到水里，从刚才手臂来的方向钻了出去，脱离了危险，死里逃生。后来他才知道，这是一个鱼塘，过来救援他的是正好在塘里捕鱼的渔民。当董先生被救上岸以后，他才知道他的两位同事在发生车祸的时候都从车里撞破挡风玻璃飞了出去，都受了伤，马上被送到了医院进行抢救，只有他毫发无损，这真是奇迹。

当董先生讲到这里，我以为故事结束了。他说故事还没有完，下面发生的事令他哭笑不得。当地的村民看他这样大难不死，必是有福之人，每一家都要沾沾福气，就不由分说地把他抬到了一个土法做的轿子里，抬到村里的每一家都停一下。最后一家是正在办喜事的人家，硬是把董先生抬进了新房，主人把他的湿衣服换下来，给他换上干净的衣服，还坚持留他在家里过一夜。

从此以后，董先生对汽车就有恐惧感了。他自己不敢开车，也不愿意坐车，连出租车都不愿意坐，一想到这件事就害怕。董太太说她都不敢提这件事，怕董先生心里不舒服，想不到他今天痛痛快快地讲出来。董先生在讲的时候，的确是神情轻松，面带微笑，没有一丝痛苦或紧张的感觉。这是他第一次给人讲出这个故事。

下面介绍一个我帮学员治疗恐高症的案例。2016 年 6 月，我受邀到马来西亚去开弹穴位情绪释放法的训练班，班上的一位学员蔡女士告诉我她有恐高症。我们培训的教室是在一个高楼里，为了让她实际感受弹穴位法的效果，在开始调节前，我让她走到教室的落地玻璃窗旁去感受恐高的感觉。当她走到离玻璃窗还有三四米的距离，就开始扶着旁边的课桌，不敢往前迈步子，眼睛只能平视而不敢往下看，她已经感到很恐惧了。然后我用弹穴位法帮她治疗恐高症。经过三轮的调节，她觉得恐高症消失了。我让她再走到窗子旁去感受一下。这一次就完全不一样了，她可以不用扶课桌，一直走到玻璃边上去，用手摸着玻璃窗，眼睛还往下看。她觉得太奇妙了，以前的恐高症完全消失了。

根据我的临床经验，弹穴位法治疗恐惧症比治疗其他的心理疾病起效更加快速，多年如影随形的恐惧症，可能在一次的弹穴位治疗以后就烟消云散了。其原因是恐惧感大多是一次性的心理刺激产生的，就像恐惧感的线路被接通了一样，如果找不到开关，恐惧感就一直存在。而弹穴位就像找到了关闭恐惧感的开关，一个关开关的简单动作就把恐惧感消除了。

第七章
弹走焦虑症、抑郁症

前面一章，我们介绍了弹穴位疗法在治疗恐惧症中的运用，这一章里，我们来看看弹穴位法在治疗焦虑症、抑郁症和灾后心理援助方面的运用。必须要指出，"弹穴位疗法"在美国、加拿大以及其他西方国家的发展历史有 30 多年了，不管是罗杰·卡拉汉的 TFT，还是盖理·克雷格的 EFT，在治疗心理疾病上都积累了很多的成功案例，我自己把弹穴位法用于心理疾病治疗上也产生了很好的效果。对于心理疾病，我们不用恐慌，它们只是心理偏离了正常的状态，可以通过弹穴位法来让心理恢复到正常的状态。

用弹穴位法治疗焦虑症

苏珊是我诊所的一位患者，她是哈利法克斯当地老人护理院的后勤主任，50 岁出头，个子不高，又很瘦小。由于工作中要搬运一些物品，她会经常感到肌肉酸痛，定期来我的诊所治疗慢性痛症。她每次来的时候，都是一副心不在焉的样子，来了急匆匆马上就要进治疗室，如果在休息室等一等就会表现得坐立不安——这是一种焦虑症状。

焦虑症是很多现代都市白领都有的一种心理亚健康状态，特点是：

1. 指向未来。这种情绪指向未来，它意味着某种威胁或危险即将到来或马上就要发生，经常莫须有地担心是焦虑症患者典型的症状之一。如他们会担心自己的亲人、财产、健康等，而这些情况在常人看来是完全没有必要的，即焦虑症患者的反应与实际情况不符或偏差颇大。

2. 情绪状态焦虑。当事人基本的内心体验是害怕，发作性或持续性地出现莫名其妙的害怕、紧张、焦虑、恐惧不安等心理。患者可能有一种期待性的危险感，感到某种灾难降临。许多患者同时还伴有忧郁症状，对当下和未来的生活缺乏信心。有时情绪激动、失衡，经常无故地发怒，与家人争吵，对什么事情都看不惯、不满意。

3. 这种情绪是痛苦的。焦虑症患者常常觉得自己不能放松下来，全身紧张，常表现为面部绷紧、眉头紧皱、表情紧张、唉声叹气。

4. 患者所产生的焦虑、恐惧情绪与现实相差甚大，或者说用合理的标准来衡量，诱发焦虑的事件与焦虑的严重程度不相称。

5. 躯体不适感。患者会伴随一些躯体的不适感、精神运动性不安和植物性功能紊乱。躯体上的不适表现常为焦虑症的早期症状，如心慌、胸闷、气短、心前区不适或疼痛、心跳加快、全身疲乏、生活和工作能力下降，就连简单的日常家务工作也无法胜任等。如此症状反过来又加重患者的担忧和焦虑，由此形成恶性循环，严重地影响其身心健康。绝大多数轻度焦虑症患者还伴有失眠、早醒、梦魇等睡眠障碍，手抖、手指震颤或麻木感，月经不调、食欲减退、头昏眼花，严重时有某种濒死感等。

焦虑症是一种心神不安的状态。从经络理论来说，焦虑症是因心经不通造成的。心经不通有两种情况，一种是心血虚，它是指心脏的供血渠道不畅通，造成"心脏的血液饥饿症"。心脏是输血的器官，但它工作的时候自己也需要大量的血液来提供能量。供应心脏血液的管道就是冠状动脉，如果冠状动脉粥样硬化造成通道狭窄，心肌不能得到足够的血液供应，人就会心神不安。另外一种情况是心经和心包经不畅。我们知道，心脏在工作的时候要排出代谢物，这些代谢物要通过心经和心包经两条经络排走，如果心经和心包经不通，被代谢物堵塞，人也会心神不安。

当人出现焦虑情绪的时候，可能会心神不定、胸闷、睡眠不好，可以自己疏通心经和心包经来调节。非常有效的办法是用刮痧板刮胸口的膻中穴，以及心经和心包经。心经在手臂内侧的后沿，心包经在手臂内侧的中线上。刮的时候如果感觉哪个地方比较敏感，里面有点酸痛，就多刮两下，如果能刮出一点痧或红的印子，对打通经络大有益处。洗澡的时候坚持做一下，有三四次就会有很好的效果。

我用弹穴位法和针灸相结合的方法帮苏珊调理焦虑症。调理以后她告诉我，直到这次调理之前，她一直都是在焦虑中度过的，她不知道人还可以这样内心很平静地生活。当焦虑的时候，人体处在一种紧张状态，通过提示语认识到自己要认可自己，并且通过弹穴位体会自己身体的存在而不去想一些虚无缥缈的事，同时又疏通经络，最后配合深呼吸让身体放松下来。这样一种组合的心理调节法对治疗焦虑症有很好的效果。

我用弹穴位情绪释放法和四次针灸治好了凯莎琳严重的焦虑和恐惧症结合病症。以下是凯莎琳的感言。

在较短的时期里，我经历了几件烦心的事。先是因为健康原因，我被迫搬出了已经居住了 7 年的公寓，我放弃了我一切，搬去一位朋友那里。

为了取得一份永久性的职位，我在机构内部经历了 4 次面试。我花费了 1 个月时间精心准备。当想起这些面试，我的心理压力就陡增。不幸的是，虽然我考得挺好，但没有得到这个职位。我感到很沮丧，非常失落，有挫折感。

我也面临一些家庭方面的困境。我和一个男人有一段感情，但他因为工作原因搬到他乡，离我而去。所有这些都让我感到头昏目眩，我感到所有的生活都失控了。

这让我产生了焦虑感。我可怜的大脑和身体告诉我"我受够了"。然而，不管我如何锻炼身体和注意饮食，我的情况并无好转。当我开车通过跨海大桥的时候，我产生了极度的恐惧感，这是身体给我的警告。以后发展到我每次开车或过桥都感到害怕，我不断地担心自己开车时再出现恐惧感该如何是好啊！这种恐惧感越来越强烈，导致了失眠，我的体重也在不到两周里下降了 8 磅。后来，我甚至一想到开车就会有恐惧感。而我每天上下班，都不得不开车通过跨海大桥。我是有 24 年驾龄的老司机了，自己都感到这种心理状态不可理喻，但我还是无法克服。

我知道我需要寻求医生的帮助，就联系了我的家庭医生。我知道我可能需要服用小剂量的抗抑郁药，我以前曾经这样做。我也知道服用这种药有多种副作用，而且要等到4~6周才会起效。这时，我做了一些调查，发现针灸可以缓解焦虑症和恐惧症，我就抱着希望给田医师打了个电话。

第二天我到他诊所去的时候，我的焦虑感非常强。如果10是最高指数，我当时的焦虑感就有10。田医师把我请到他的办公室。他问我知道弹穴位法吗，我说不知道。我完全不知道我会期待什么。但我准备做任何尝试。

田医师就带着我开始一边念提示句一边弹穴位："虽然我过大桥的时候极度恐惧，但我完完全全地接受自己。"坦白地说，刚开始做的时候，我心里在偷笑，我心里在打鼓，这样的方法就可以治我的病？令人惊异的是，当做到第二遍时，我就开始忍不住哭出来了，然后我感到我胸口的压力被释放了。我很吃惊，不敢相信是真的。我觉得沉重的负担从我的肩上和大脑里被搬走了。我的焦虑感在几分钟内就从10降到了4。

我很有信心地讲，田医师用他的专业技能帮我面对自己的恐惧感，我感到越来越轻松了。而在这之前，我对一切都想逃避和隐藏。田医师对我的4次治疗让我恢复了正常的生活。什么样的药物有这样的效果呢？

用弹穴位法治疗抑郁症

抑郁症又称抑郁障碍，以显著而持久的心情低落为主要临床特征，是心境障碍的主要类型。临床可见心情低落与其处境不相称，情绪消沉的程度可以从闷闷不乐到悲痛欲绝、自卑抑郁，甚至悲观厌世，或有自杀企图或行为；部分病例有明显的焦虑和运动性激越；严重者可出现幻觉、妄想等精神病性症状。每次发作持续至少 2 周以上，长的甚或数年，多数病例有反复发作的倾向，每次发作大多数可以缓解，部分可有残留症状或转为慢性。

世界卫生组织 2017 年发布的《全球抑郁症及其他常见精神障碍报告》（*Depression and Other Common Mental Disorders Global Health Estimates*）显示，目前全球有 3.22 亿人患有抑郁症，而中国抑郁症患者约有 5500 万，发病率达 4.2%，仅次于印度，为全球抑郁症发病率第二高的国家。

抑郁症是这样地广泛，但药物治疗的效果有限。在西方国家存在大量的滥用抗抑郁药物的问题，大概有四分之一的人口经常性地服用抗抑郁药。

中医认为抑郁症是肝气不舒导致的，因而治法是疏肝理气。世界卫生组织在 2003 年的对针灸治疗效果的评价报告里明确认定针灸可以治疗抑郁症。我在诊所已治疗了相当数量的抑郁症患者，其中有一些是慢性痛症伴抑郁症的患者。

通过我的临床实践和研究，可以判断抑郁症是肝经不畅引起的。我们知道肝是人体清洁血液的器官，中医讲"肝藏血"。人体通过心脏把富含氧气的新鲜血液通过动脉输送到各个身体组织和细胞里去，为组织和细胞提供营养。用过的血液含氧量低，有废物，又通过静脉回流到肝脏去。肝脏的功能就是清洁这些血液，让它符合回流到心脏里再使用的标准。肝脏在完成任务的同时，也要产生废物，这些废物的疏散渠道就是肝经和与其相表里的胆经。

如果人的生活节奏正常，饮食有节，起居有时，经常锻炼身体，心安理得，精神内守，肝脏运行正常，就不会得抑郁症。但是一旦人们违背了人体运行的自然规律，过度使用身体，睡眠时间不够，过度劳累，或没有时间锻炼，不能把身体里的毒素通过毛孔排出来，那身体里的代谢物或毒素就越积累越多，把经络堵塞。一旦肝经和胆经被堵塞，肝脏不能正常地把废物通过经络排出去，就会处于低水平的运行状态。这样，全身的血液供应就不足，或血液的质量很差，不能满足正常的需要。人就感觉全身乏力，精神疲惫，吃饭没有胃口，脑子转不起来，对异性也不感兴趣了，这就是抑郁症来了。当前，很多白领和学生得了抑郁症，就是这样一种情况。

我们从芬兰科学家的情绪热源人体实验（见第三章）中可以看到，抑郁的人身体没有什么地方在发光，热量很低，可见气血运行不畅，经络受阻。所以，抑郁症来袭，总的治疗原则还是要从打通经络出发，清除淤积，恢复人体的自然平衡。首先，要减少工作或学习的时间，让身体的生物钟回到自然的节律上来，让身体有更多的时间来自主排毒。必要时可安排时间度假，彻底让自己处于休息的状态。第二，多参加体育锻炼，让堵塞经络的毒素直接通过汗液排出体外。我们都有体会，当参加完体育锻炼，出了一身的汗，再洗个热水澡，把身上的污垢好好搓出来，这时候是最神清气爽的时候。第三，通过针灸、拔罐、推拿等中医疗法，把身体的代谢物清理出来。坚持这样做，一定会有疗效的。

既然抑郁症是经络不通引起的，我们除了调整生活节奏，参加一定的体育锻炼来预防以外，当抑郁症发生了，用弹穴位法疏通经络，促进滞留在经络里的废物排出体外，亦可以取得显著的治疗效果。

道森·丘奇博士在他的畅销书《你基因里的精灵》（*The Genie In Your Genes*）中说："我认为弹穴位对治疗抑郁症很有效果，有好几个实验已经证明了这一点，我和医务工作者做过的一个实验也证明了这一点。这些实验不仅证明弹穴位治疗抑郁症有效，而且在 3 个月以后依然有效。在用弹穴位法治疗抑郁症的时候，我的经验是针对病人造成抑郁症的事件治疗比针对抑郁情绪治疗更有效。"

下面介绍几个我治疗的抑郁症的案例：

案例一：加拿大海军军官史蒂夫

我生活的哈利法克斯市是加拿大最大的军港城市。我的诊所和海军基地医院有业务来往，他们治疗不了的慢性痛症病人常转给我进行针灸治疗，史蒂夫是其中一位因背部疼痛被送到我这里来进行针灸治疗的海军军官。当我第一次看到他，我就觉得他和其他病人不同，他都不敢正眼看我，神色看起来非常紧张，脸上微微冒汗，涨得有一种不自然的绛红。

通过和史蒂夫交谈，我才了解到，他患有很严重的 PTSD。这是很多参加过越战、海湾战争的美国老兵落下的心理疾病，其症状表现为经常性的惊恐不安、强烈的负罪感、失眠、抑郁症，严重的有自杀倾向，不能适应社会生活，存在交往障碍等。史蒂夫患 PTSD 有 9 年时间了，是在一次执行任务时落下的病根。

作为海军军官，史蒂夫所在的战舰在 2003 年第二次沙漠风暴的时候到海湾地区执行任务。有一天，正好他在值班，他发现海上漂有一艘木船，船上有很多难民。史蒂夫富有强烈的同情心和人道主义精神，他认为帮助这些人是理所当然的。他把这一情况报告给了舰长，舰长又报告给了指挥部。加拿大政府当时觉得要救援这些难民很麻烦，因为把他们救上军舰就只有把他们带回加拿大，让他们以难民的身份申请移民加拿大。这样军舰自己原有的任务就泡汤了。指挥部做出了不救援的决定，舰长只好命令开船离开。离开之后，舰长还是觉得于心不忍，继续向指挥部请求，最终获得了指挥部的同意，指示军舰返航救援那些难民。可是当他们的军舰再次接近那条满载难民的木船时，眼前的一幕让他惊呆了：小木船上的老老少少已惨遭不幸，被匪徒袭击致死，血肉模糊，横尸船头。看到这样的场景，一股巨大的负罪感涌上史蒂夫的心头，他觉得自己对这些人的死有不可推卸的责任，如果第一次就把他们救上来，他们就不会遭此厄运。尽管理智告诉他自己只是一个执行命令的军官，无须对这些人的死负责任，但是，负罪感依然像一个巨大的石头压在他的心上，每天一醒来，小船上血淋淋的一幕都在他脑海里浮现。这9年里，他每天都像生活在地狱里一样。他得了抑郁症，靠服用大量的抗抑郁药维持，他提不起精神来正常地工作和生活，还有非常强烈的自杀倾向。他的妻子认为他无药可救了，无法过正常的家庭生活，准备离他而去，离婚的官司正在进行之中。

对于像史蒂夫这样的严重PTSD病人，基地医院的治疗效果甚微。在这9年里，他的症状没有得到改善，靠抗抑郁药在维持。

由于他是来治疗慢性痛症的，第一次我试图用针灸给他治疗。但他全身非常紧张，对针刺非常敏感，完全接受不了针灸治疗。无奈之下，我决定先用弹穴位法治疗他的心理疾病，等他不那么紧张了再用针灸治疗他的慢性痛症。

我带领着他说提示语："虽然发生了这个悲剧，我自己感到非常内疚，我觉得自己对他们的死有责任，但我还是完完全全地认可和接受自己。"一边说提示语一边弹穴位，一共进行了四轮。弹第一遍之前，史蒂夫的负面心理指数是10，第一遍结束后下降到了7，第二遍之后下降到5，第三遍之后下降到4，第四遍之后下降到3。我考虑到史蒂夫还在处理离婚官司，要把负面心理指数降到0不太可能，就没有继续往下进行。

我感觉到随着治疗的进行，他的心情逐步放松，呼吸由浅入深，到第四轮结束已可以把气吸到丹田部位了。在治疗过程中他是泪流不止。治疗结束后他告诉我，以前他的理智虽然知道不是他的责任，但心里的负罪感还是挥之不去，好像只有内疚才会让自己感到自己还是一个有良心的人，正常的人，他感到他自己应该受到惩罚。用弹穴位法疏导结束后，他感到心情轻松了，真正从心里感到自己是没有责任的，可以认可自己没有内疚感也依然是一个有良心的人。他认识到他的自我惩罚可以结束了，从自己制造的心的牢房里走出来，感到自由了。第二次来诊所治疗时，他的神情和第一次完全不同了，他可以直视我进行交谈，可以非常自信地和我交流，问我问题。针灸治疗痛症也可以顺利进行了。10次的针灸治疗结束，他的慢性痛症消失了。这是我用弹穴位法治疗心理疾病的一个印象非常深刻的案例。

案例二：台湾小留学生

一天，我在诊所接到一位妇女打来的电话，她在电话里的语气显得很急迫，说她的家里寄宿了一位台湾来的中学生，已经在她家里寄宿三四年了，现在已经是高三学生，再有半年就高中毕业了。他们相处愉快，很有感情，她把他当成自己的孩子看待。但她发现这位男孩最近有一些抑郁倾向，成天躲在自己的房间不出来，她家里有客人来他也不出来打个招呼，说话比以前少很多，脸色也显得比较苍白。她通过朋友知道我们诊所治疗抑郁症，就打电话来给这个男孩预约一个就诊时间。

预约的时间到了，这位妇女带着台湾男孩如约而至。我问了男孩一些情况，他告诉我他父母生活在台湾，父母经常和他通电话了解他在这里的情况。他说他家里并不是很有钱，为了培养他，家里花了很多的钱，他觉得应该努力学习才对得起父母。现在临近高中毕业，他心理压力比较大，他觉得要是成绩上不去，不读一个好的大学就对不起父母的心血。我问了他的成绩，在班上还算是好的。这位男孩受到中国传统文化的教育，很懂事，希望给父母争气，再加上临近高中毕业，要面临到哪里去读大学的选择，而不管在哪所学校读大学，都要继续花家里的钱。他给自己的压力很大，想的过多了，就变得有些沉默寡言。这样的小留学生，从小就离开了父母在别人家里生活。父母平时看不见就只有在电话里不断地叮嘱，这样给他不小的心理压力，认为自己在父母眼里不够好。虽然房东对他很好，但毕竟不是亲人，有想不开的时候没有人去倾诉。这样的环境容易造成孩子的抑郁倾向。我决定用弹穴位和针灸相结合的方法给他治疗。

我带着他弹穴位，并且说出提示语。第一次我带着他说要爱自己，要完完全全爱和接受自己的时候，他愣了一下，问了我一个出人意料的问题："为什么要爱和接受自己？"我意识到中国传统文化背景下培养出来的孩子，对父母比较孝顺，总觉得欠父母太多，一心想回馈父母，对自己内心的需求考虑太少，才会问出这样的问题。我告诉他，人来到这个世界上，作为一个生命体，首先是为自己而活着。首先要爱自己，才不会有那么多的内疚，那么多的自责，才活的轻松、愉快，才少有心理负担。通过我的心理疏导，他明白了这个道理。以后又来过两次，他的心理压力就完全解除了。他学到弹穴位法以后，就可以自己调节了。后来他的房东太太打电话来感谢我，说经过我的心理疏导，男孩变得开朗大方了，高中毕业以后顺利考取了加拿大的一所著名大学。

案例三：国内的中度抑郁症中年女士

这位女士的先生是一位社会精英，她生活条件优越，衣食无忧，显得比同龄人年轻一些，却患有中度的抑郁症。她非常敏感，她先生对她说话的态度是非常温和的，对她并没有贬低的意思，但这位女士的解读就不一样，总感觉自己的丈夫是在贬损她，在抱怨她，心里过得很苦，很累。

我用弹穴位法给她进行调理，让她回忆一下有什么事一想起来就感到非常难受，她一下就想起来在她上中学的时候发生的一件事。有一次她考试的成绩比较好，考了班上第二名，兴高采烈地请了几个同学到家里玩。正玩得高兴的时候，她爸爸回来了，一看她在玩就把脸拉下来了，训斥她说："考第二名有什么好骄傲的？就在那里玩！"她的同学一看她爸爸是这态度，只好无趣地走了，让她感到非常丢脸。

这件事对她心理的伤害非常大。一是她从此以后一直比较恨她爸爸，对她爸爸不亲近。但现在她爸爸老了，生病了，想去孝顺一下，照顾一下，但心里又过不了这个坎，所以心里很矛盾。二是这件事以后，她一直不知道如何放松，感觉不论如何做都不够好！这几十年心里就感觉很苦。我了解了这些情况以后就用弹穴位法帮助她释放情绪，整个过程中她一直在流泪。这次的调理非常成功，这位女士的情绪得到很大改善。

案例四：一位重度抑郁症患者

下面讲一个比较重的抑郁症的案例，这是在我回国培训的时候帮助一个学员的案例。虽然只帮助她调理过一次，但是有一些典型的意义，和大家分享一下。

这位朋友有 40 出头，但从 18 岁就开始吃抗抑郁药，而且有过自杀未遂的经历。和她接触就能感觉到她非常自卑，非常不自信，说话声音很小，眼睛也不敢看人。我是在一次培训班给她弹穴位调理情绪的，在体验的环节，我就请她上讲台我给她弹穴位。在诊所环境下弹穴位有两种方式，一种是治疗师做示范，病人自己弹，一种是治疗师给病人弹穴位，病人只需要反复说提示句。一般来说，在病人对治疗师信任的情况下，治疗师给病人弹穴位，用治疗师的气场去提升病人的气场，效果要好一些。这次我就坐在她的对面，帮助她弹穴位。当她在我的语言引导下开始回忆她在十几岁时遭受她父亲家暴的时候，她一反常态，突然就开始毫无顾忌地大声哭述，详细地控诉她父亲是如何家暴她的。

我虽然也见过在弹穴位的时候，客户会进入一种像是催眠的状态，哭诉过去的伤心事来释放情绪。但反应如此强烈的我还没有见过，其他参加培训的学员也看得目瞪口呆，没有想到弹穴位法可以产生这样的效果。由于是在培训，我不可能让她一直就这样哭诉下去，就找了一个适当的机会让她打住了。

那天结束以后，她通过微信和我交流，觉得这次抑郁情绪释放得非常好，她感觉到从来没有过的轻松。

在治疗过程中，她的哭泣、控诉使我感到有些不适，这件事结束以后的几天时间我都不太舒服。我已经是一个经络畅通的人了，给那么多学员、客户做心理调理，几乎从未让自己被对方的情绪调动起来而感到不舒服。这次不同，她的声音负能量太强了，对我的身体是有伤害的。后来我自己通过弹穴位把这次的心理伤害释放掉了。

通过这次的经历，我对心理咨询师的职业风险有了一个更深的认识。弹穴位法的一个非常大的优势是治疗效率高，治疗的次数非常少，并且不用病人说出来就可以调节。这样，在给客户的治疗过程中对治疗师本人的心理伤害也比较小。但传统的心理咨询谈话疗法，就是要让客户发泄，把心里的苦都倒出来，天天面对这样的病人，如果自己还有一些心理阴影没有释放，被客户的情绪所感染的机会就比较大，受到心理伤害的机会当然就比较大。所以，弹穴位法在提高疗效、保护心理咨询师自己的心理健康方面比传统的谈话疗法有更大的优势。通过这个案例大家也可以了解，当自己感到受到心理伤害了，可以继续运用弹穴位法来自我调理、自我释放。

另外，抑郁症和其他的心理疾病还有所不同。患抑郁症的朋友在自我意识和潜意识上都存在问题。大部分抑郁症患者都存在自我贬低、看不起自己、觉得自己活得没有价值的倾向，同时，也有经络不通造成的潜意识的扭曲。而不健康的意识和潜意识联系在一起互相强化，会加重抑郁症病情。抑郁症患者扭曲的意识和潜意识往往来源于一次或多次心理创伤事件的刺激。所以，我们可以通过指导患者回溯到过去那个事件，运用弹穴位法帮助患者释放心理阴影，打开心结，同时又转变他们的自我认知，这样就可以治疗抑郁症。有的患者的抑郁症可能是由于多次的心理伤害事件造成的，这样，需要多次的调理。但是，不管怎么样，用弹穴位法治疗抑郁症，可同时调理患者的自我意识和潜意识，治疗效果非常好。

弹穴位法用于灾难后心理援助

2012 年 12 月 14 日，正当美国人民都张灯结彩，沉浸在圣诞节的节日气氛里的时候，CNN 报道了一件令人震惊的枪杀案。一个疯狂的年轻人提着一挺机枪，冲进了康涅狄格州纽敦镇的一所小学里，不到半个小时的时间，他打死了包括校长在内的老师和学生共 28 人。

不幸的消息传遍了美国，大家为突然逝去的生命而悲哀。有一群人，在第一时间就组织起来，用他们的知识去减轻一些受难者的痛苦。这就是美国弹穴位法的治疗师们，组织者是萝莉·莱顿（Lori Leyden）博士。他们希望伸出援助之手，帮助这些不幸的人渡过难关。

莱顿博士是美国的一位心理治疗师，她从 2007 年开始用弹穴位法在非洲的卢旺达开展了世界上第一个灾难地区的青少年救助项目。卢旺达在 1994 年发生了一次灾难，由于种族冲突，在很短的时间里，上百万平民被异族武装人员屠杀，留下了上百万的孤儿。时间虽然过去了十几年，贫困的生活环境和大屠杀留下的心理创伤还是在煎熬着这些孩子的心灵。莱顿博士是一位极富爱心的心理治疗师，2007 年，她在一些朋友的支持下来到卢旺达，开始用弹穴位法帮助当地的孤儿走出大屠杀造成的心理创伤。她前后去过卢旺达 8 次，在当地主要开展了以下的救助项目：一是直接治疗了 500 个孤儿；二是成立了一所培训弹穴位法的学校，培训当地的高中生使用这个疗法去帮助更多的孤儿；三是建立一种模式，并将这种模式复制到其他的灾难地区。莱顿博士的努力取得了很好的效果。2008 年，在她服务的地区，心理创伤发生率降低了

90%。2009 年，孤儿们的心理创伤症状平均减轻了 20% ~26%。

莱顿博士知道美国本土发生的这次枪击惨案以后，就和另一位弹穴位法治疗师尼克·奥特纳一起组织了志愿者，为纽敦镇的心理受害者提供帮助。这些心理受伤害者包括失去亲人的家属、受到惊吓的孩子和教职人员，以及一些志愿者。

在我写这段文字的时候，再有几天就是纽敦镇发生惨案一周年的纪念日。在这近一年的时间里，弹穴位法的志愿者们投入了巨大的热情帮助受害者从痛苦里走出来。从相关的报道来看，接受过弹穴位法干预的受害者内心更平静一些，对情绪的控制力更强一些，而没有接受弹穴位法干预的受害者的心理状况改善不明显。当地的受害者说："我试了各种方法，最后还是弹穴位法对我的帮助最大。"

在谈到对重大灾害受害者的心理干预时，莱顿博士反复强调，在毫无心理准备的情况下突然失去亲人，这样的心理刺激和有心理准备时失去亲人的悲哀情绪不一样。心理创伤（trauma）和悲伤情绪（grief）不能等同，悲伤情绪只是心理创伤的一种负面情绪，心理创伤还有多种的负面情绪，需要去治疗。从中医"七情"的角度讲，心理创伤是一种悲、恐、惊集合的负面情绪，因此，治疗起来要从多方面进行。

莱顿博士考虑到重大灾害以后受害者的心理调整是一个长期的过程，完全通过外界提供的心理辅导有一定的困难，她试图探索一种社区治疗模式，通过培训一些当地的弹穴位治疗师来帮助大家。弹穴位法简单、好学、好用，很适合这样推广。

总之，在过去的 30 多年里，自从针灸被引进西方国家，经络、穴位、气等一些理论被大家所认识，在心理调节和治疗领域运用经络理论的热情很高，现在全世界通过网络学习弹穴位法的人上千万。每年参加"弹穴位解决方案"网上峰会的人员连续两年都突破了 50 万人。从以上的介绍大家可以了解，弹穴位法在调理和治疗心理疾病上有大量的成功案例，取得了很好的成绩，值得我们去运用。

第八章
弹走自卑感

自卑感是一种普遍存在的心理特征，是妨碍个人成长和事业成功的重要负面心理。弹穴位法可以帮助人打破自卑感，使人有效地规划人生和追求人生理想。

自卑感往往是小时候的家庭和学习环境造成的。人在幼年时期，身体弱小，心智还未发育成熟，身心发展受父母和周边环境的影响很大。这样的影响就成为一种固有的自我评价被带进成年生活。如果个性发展被压制，对自己的评价就会比较低，就容易形成成年以后的自卑感。

在孩子的成长过程中，父母的影响很大。很多父母都是自卑和没有安全感的，他们便以一种自卑的心态来教育孩子。很多家长希望孩子好好读书，将来找一个好工作，过上幸福的生活。他们会觉得鲜明的个性不容易被社会接受，当孩子表现出个性的时候，父母一般会强迫孩子按他们的观念进行矫正。中国有很多这样的谚语，比如"木秀于林，风必摧之"

"人怕出名猪怕壮"等，都是教育人要循规蹈矩。这样就限制了孩子的创造性和冒险精神。有的父母还会对孩子讲一些负面言语，比如"你真笨""你真是一个没有出息的人""真是恨铁不成钢"等，这些都会造成孩子对自己评价过低，长大以后对自己没有自信心。

在青少年时期，学校是家庭以外孩子成长的重要环境。如果受到老师的训斥、挖苦、讽刺，也有可能产生自卑感。也有的孩子因受到其他同学的排斥或欺负，主观地认为是自己不够好，因而产生了自卑感。

自卑感隐藏在人的内心深处，但深深地影响着人的行为方式，在很大程度上决定了人成就的大小。

我还清楚地记得自己在读大学时，有一次几个同学在宿舍闲聊，其中一个同学对八路军、解放军哪支部队是什么番号，是谁领导的，取得了什么战役的胜利都如数家珍。我当时就暗暗拿自己和他进行比较，觉得自己的知识太浅薄了，他说的这些我一无所知，觉得要和这样的人去竞争简直没有希望。这就是我过去的思维习惯，我习惯性地拿别人的长处和自己的短处相比，这样的想法会让我产生自卑感。掌握了弹穴位法以后我才恍然大悟：我为何要和他比呢？即使自己某些知识面不如别人也太正常了，每个人的生长环境不一样，各有所长，我为什么要拿自己的短处和别人的长处去比呢？很多人都习惯以他人的眼光来审视自己，发现自己的缺点以后就不接受自己，产生了自卑感。其实，这是认识上的误区，还是由于不能认可和接受自己造成的。

如果自卑感很强，会影响个人的成长。我的前半生非常顺利，我渴望成功，对自己的期望很高，要靠不断取得成绩才能维持自己的自尊心，一旦在竞争中处于劣势，自卑感就马上显露无遗。过去我认识不到人的一生实际上是一个自我提高的过程，而偏执地认为是在和别人竞争，当竞争不过的时候就想放弃，换一个自己可以出头的地方。自卑感导致我有一些急功近利，不能制定和完成一个长远的人生规划。这些都是我后来在人生道路上栽了大跟头的内在原因。在研究了弹穴位法以后，我开始反省自己已经走过的路，如果我在青年时代能有接受和爱自己的理念而不自卑，就可以很好地规划人生并脚踏实地地、一步一步地完成自己的目标，能在事业上取得更好的成绩。当然，人生是没有后悔药可吃的，任何时候觉悟都不晚，都是一个新的开始。我们总结经验，为的是现在和将来能把人生之路走得更好。自卑感是阻碍个人发展的一个非常重要的负面心理因素。有科学研究表明，要成为一个领域的专家，一定要在这个领域努力学习和工作一万个小时以上。人的智力因素有差别，但并不大，勤能补拙，有了这些时间的积累，我们都能成为一个领域的专业人才。但是，为什么有的人成功了，而有的人没有建树呢？有研究表明，三分之一是智力因素，而三分之二是心理因素。（参见季丽娜译，［美］马尔科姆·格拉德威尔《异类》，北京，中信出版社，2009 年）凡是成功的人，都非常自信，不会被别人对自己的评价所左右，也许他的外在条件不如其他人，但是他能克服自卑感而努力地为实现目标而奋斗，用辛勤的汗水换来成功的果实。而不成功的人，尽管曾经也有梦想，曾经也雄心勃勃地要干一番事业，但往往都是半途而废，或是想走捷径，这都是对自己没有信心的表现，都是自卑感在作怪。有了自卑感，对自己的能力就会产生怀疑，认为自己不可能成功，很容易丧失斗志，就不会去克服困难、继续努力，没有坚持到最后就放弃了，到头来自然一事无成。

求人不如求己，接受自己才能克服自卑感

自卑感从本质上来说是不接受自己。弹穴位法是弹穴位打通经络和认可自己的理念相结合的心理治疗技术，也包含心理自我调适的方法。我在研究这个方法的时候，就用完完全全接受和认可自己的理念打破了自己的自卑感，从而使心灵得到了解脱。以前，我心气挺高，想出人头地，对自己的期望值挺高，常会信心满满地去设想一些项目，但真正要开始执行了，我的自信心却丧失了。我就在这样的怪圈里拔不出来，打倒自己的不是别人而是自己。而现在，我可以不受自卑感的羁绊去完成人生的理想。当我认识到弹穴位法不仅可以帮助我自己，还可以帮助更多人时，就决定推行这个方法，我没有怀疑过自己的能力，写出这本书，本身就是弹穴位法的一个成功应用。

已仙逝的原四川省佛教协会副会长贾提韬老先生所著的《六祖坛经分段贯注》里有段话对我非常有启发："请记住，在真理面前释迦也无可骄傲，牧童、桑女、甚至盲、聋、暗、哑，也是无所退让。"贾老用这句话告诉我们每一个人都是平等的，无须自卑，要从内心认可自己，只要心中有佛、有真理，每个人都是佛。

宋时大文豪苏东坡和禅师佛印是好朋友。有一天，佛印与苏东坡一起在郊外散步，途中看到一座马头观音的石像，佛印立即合掌礼拜观音。苏东坡看到这种情形不解地问："观音本来是我们要礼拜的对象，为何他的手上与我们同样挂着念珠合掌念佛，观音到底在念谁呢?"

佛印说："这要问你自己。"

苏东坡说："我怎知观音手持念珠念谁？"

佛印说："求人不如求己。"

这句"求人不如求己"是点睛之笔。我们求人就是对自己没有信心，而这正是自卑的开始。通常情况下，当我们怀疑自己的时候，很自然地就产生了获得帮助的愿望，这个愿望的产生会让我们将解决问题的目光投向自己之外。但乞求别人的承认是不可靠的，只有自己认可自己才能获得心灵的解脱。

马云有一句名言："建立自我，追求忘我。"说得很好。建立自我是做人的根本，是一个人心智成熟的标志。通过克服自卑感来建立自我，就克服了心理上对他人的依赖，才能迈上创新和自我实现的道路，而后才能去追求忘我的最高人生境界。不能度己何以度人？只有度己然后才能度人，这是人觉悟的两个不同的阶段。慈悲为怀是大彻大悟，这样的人气血非常通泰，能和天地能量和谐共振，能深切体会众生的欢乐和痛苦。这样的人在世间是很少的，我们也不必强求达到这样的境界。达不到这样的境界也不用自卑，若能接受自己，建立自我，则可以心安地过一生。

第九章
每天都有好心情

　　我们在前几章里介绍了如何运用弹穴位法来清除过去的心理阴影，打开心结，疗愈心理疾病，消除自卑感。生活每天都在继续，在我们的学习、生活和工作中难免会遇到纠结的事，烦心的事，对自己有压力的事，情绪难免会波动。不断的减轻心理压力，消除紧张感和焦虑感，让心情好起来是我们每天都要做的功课。在这一章，我们就来看看如何用弹穴位法管理和释放自己的情绪。

日常心理健康的标准和心理保健的意义

世界心理卫生联合会明确定义了心理健康的标准：
1. 身体、智力、情绪十分协调。
2. 适应环境，人际关系中能彼此谦让。
3. 有幸福感。

4. 在学习和工作中能充分的发挥自己的能力，生活有效率。

这样的标准是一种心理健康的状态，而不同的人，可以通过不同的方式达到这样的状态。但在现代社会，压力无处不在，很多人还远没有达到这样的心理健康的标准。我们可以通过弹穴位法，在日常生活中调节自己的情绪，达到"阴阳之气和，血脉调"的理想状态。

不管我们身在何方，拥有什么样的物质财富，我们都自然希望让自己的每一天都过得平静而快乐。要保持长久的心理健康，离不开日常情绪的调节。

都市人群普遍处在心理亚健康状态，通常是因为工作的压力、人际关系的压力、家庭关系的压力、家庭财务的压力、社会生态环境的恶化而产生出的一种不安和焦虑状态。有些人也会因为工作过于投入而患上慢性疲劳综合征，精神上表现出一种抑郁状态，造成工作效率的降低和身心疲惫。我们必须重视心理问题，避免心理亚健康状态进一步恶化成焦虑症和抑郁症这样的心理疾病。所以，日常的心理保健是非常重要的。我们除了可以利用一些身心锻炼法，如太极拳、瑜伽等，来保持心理健康以外，在出现心理亚健康时，还可以用弹穴位法来进行自我调节。弹穴位法是一种人人都可以很快地学习和掌握的心理调节法，能够帮我们生活得更加快乐。

释放不良情绪，天天开心

汤姆是我遇到过的一个很棘手的案例。他已经是 40 多岁的中年人了，看他的样子、听他说话和常人无异，但实际上他的心理和正常人有很大的差别。他因在中学期间向班上的一个女同学表白遭拒，自尊心受到打击而变得极端的自卑。这样的打击居然影响了他几十年，他没有谈过一次恋爱，并由爱转恨，对女人都有一种常人无法理解的仇恨。他的语言里满是抱怨，极度自卑，不满意自己的长相，嫌自己太胖，对气候也不满意，抱怨人心不古，在他的世界里什么都是不对的。他一到公众场合，就觉得别人在鄙视他，在背后议论他，说他的坏话，就有要去伤害别人的冲动。这样的状态是比较严重的心理疾病了，他的心理医师已经完全放弃了对他的治疗，不愿再接待他。他也无法适应工作的环境，已经有10年没有工作了，靠政府的救济金和母亲的帮助生活。他和母亲、继父生活在一起，没有一个朋友，每天都是白天睡觉，晚上通宵看书或上网。一般的客户用弹穴位法调节心理，一两次就有非常好的效果。但对于他的心理辅导刚开始效果很慢，在诊所里，在我的辅导下用弹穴位法调节，他感到心情好转，但回去以后心情又不好了。正当我认为他可能成为我第一个用弹穴位法无法治疗的患者，准备放弃的时候，他告诉我平时开始按照我的要求，不管什么事情让自己感到心里不好受，马上就用弹穴位法让自己恢复平静。这样做的效果非常好，他对生活的态度开始改变了，生活也开始正常化了。他开始像正常人那样晚上睡觉，白天活动；开始打扫自己乱七八糟的房间；在公共场所已经不再幻想别人对他的鄙视了。只要他有什么不开心的事，都要用弹穴位法来把负面的情绪释放出来。他的心理状态越来越正常了。

我们在不知道如何调节情绪的时候，对自己的情绪就缺乏观察，把"我"和"情绪"紧紧的绑在一起，在描述自己的情绪时，就会说"我很烦恼""我很愤怒""我很内疚""我很焦虑"等，这样人就很可能被自己的情绪控制。当人被不良情绪控制的时候，就可能做出不理智的行为，说出一些非常伤人的话，这样的结果对自己的伤害是最大的。那应该如何调节呢？

首先我们必须对自己的情绪有所观照。

当不良的情绪不期而来的时候，我们首先要观照情绪，告诉自己"现在是我的情绪有一些烦恼""现在我的情绪是处于愤怒状态"，等等。当自己和情绪保持一定的距离而可以用思维观察情绪的时候，情绪就不太可能失去控制。如果我们对自己的情绪有观照，就可以告诫自己要冷静，不要让怒火爆发出来，再找机会把负面情绪化解掉。

然后告诉自己要接受自己。

每当遇到不开心或比较纠结的问题，可以把思绪暂时停一停，让弹穴位法介入进来。如果当时不方便弹穴位也没有关系，只要在脑子里想一想。不管针对的是什么问题，都可以这样想：虽然这件事情让我很不开心，但是我还是要完完全全地接受和爱自己。当形成了这样观照自己情绪的习惯以后，不管遇到什么情况，情绪都不会失控，你会不由自主地调整呼吸，让紧张的情绪放松下来。

接着，我们可以通过弹穴位法来释放不良情绪。

不良情绪有害健康。我们把不良的情绪压在心里不让它爆发出来，避免了一场危机，但不良情绪积在心里会使经络堵塞，气血不通，这对我们的身心健康都是有害的，必须尽快把它释放出来。

一个可以释放不良情绪，让自己恢复平静的心理调节法，是现代人必须掌握的，否则就像一位没有自我疗伤技能而闯荡江湖的人，很可能在心伤的缠绕之中倒下。有的情绪自己释放不了，就变成了心结或心理阴影。比如，老板批评你的时候，你当时忍下来了，但你还是觉得老板对你有成见，故意找你的茬，就会有很重的心理负担，不知道如何排解，形成一个心结。这样的情绪累积时间长了，堵塞了肝经，就会造成肝胆疾病。

弹穴位法可以帮助人释放不良情绪而打开心结，疗愈心伤。比如遭到了上司的批评，你就可以通过弹穴位法来释放心理压力。你可以组织这样的提示语："虽然他批评了我，让我心里很难受，但是我还是要完完全全地接受自己""虽然他看我不顺眼，但是我要完完全全地接受和爱自己""虽然他发了很大的脾气，但是我要完完全全地接受自己""虽然他批评我说我的能力很差，但是我还是要完完全全地接受和爱自己。"你就要用自己的语言，把心里的不快表达出来，即使这样心里不快也要完完全全地接受和爱自己。这样弹完穴位以后，你就再一次强化了爱和接受自己的理念，同时又打通了经络，就感觉轻松了，释放了自己的不良情绪。

最后，让自己在一种没有情绪干扰的情况下客观地评价这件事。这时候，你的感觉就会和以前不一样。你就会从自身找原因，你可能会发现自己以前不愿意承认的缺点，可能会发现批评是就事论事而不是和你过不去，就能去理解对方的立场。你就知道如何去提高自己以改进自己的工作，而不会把注意力放在别人的态度上。当你能够坦然面对自己的不足和缺点并接受和爱自己时，自己的内心就变得强大起来，对别人的态度就没有那么在乎了。你只需要专注做事，其他的事就顺其自然，接受现实。弹穴位法就可以这样帮助人从思维的漩涡里走出来，让人接受自己，跟着自己的内心走，放下包袱去做自己认为正确的事而不会顾虑重重。

我自己在生活和工作中已经养成了习惯，有什么想不通的事都求助于弹穴位法。环境允许就弹穴位，不弹穴位就告诉自己虽然遇到这个纠结的事，但还是完完全全地接受自己。比如，我在写这本书时，白天要给病人看病，晚饭后开始写作，但可能已经比较疲乏，没有思绪。这时心里就比较矛盾：一方面大脑想加快写作的进度，一方面身体又有些抵触，纠结的时候会比较的烦躁。这时候我就告诉自己把写作停下来弹穴位。我开始默念："虽然我现在不想写，虽然我觉得最近写作没有进展，但是我完完全全地接受自己。"一般默念一边弹穴位，弹完一次后就深呼吸一次，让精神和身体都放松下来。然后再想我是否需要现在写下去。这时候有两种可能：放松以后，我觉得可以写下去，就心情愉快地开始写；或者我的身体告诉我，今天的确比较疲倦，需要休息，就不带内疚地去休息。这时候做出什么样的决定都很自然了，不会纠结。弹穴位法让我们听从身体的召唤，而不是强迫自己去做内心不愿意去做的事，所以做出的选择都是对身体和心理健康最有利的。

主动消除紧张感

在日常生活和工作中，我们都会遇到自己认为重要的时刻，比如，学生考试的时候，运动员比赛的时候，演员在舞台上的时候，求职面试的时候，向领导汇报工作的时候，等等，这些时候都会有一种成败在此一举的感觉，人会变得紧张。适度的紧张是一种正常现象，而过分的紧张就会影响正常发挥，对结果产生不利的影响。

在高度紧张的状态下，人的生理机能会失调，甚至没有办法完成最基本的功能，平时轻而易举可以做到的也做不出来了。我有一次这样的亲身体会。20多年前我生活在温哥华，有一天我开车出去找一家中餐厅，我不是很确定这家餐厅的位置，一边开一边找，突然看到这个餐厅就在路边，我马上换到旁边的停车道上并减速准备停下来，完全没有注意到后面有一辆摩托车跟着我。骑摩托车的人没有想到我会突然向右边换道并减速，就从右边冲了上来，撞到了我车的右前门以后冲到了人行道上，然后在人行道上摇摇晃晃地开了几米之后撞在了一棵小树上。由于惯性，骑车的人一个前翻从摩托车上甩出去，重重地摔到了地上。我还坐在车里被眼前的一幕惊呆的时候，这位带着钢盔，身着标准骑士黑皮装的年轻人竟然马上从地上爬起来，气冲冲地走到我的车门边，要对我兴师问罪。我当时最关心的不是谁的责任，而是他受伤了没有，就想问他："Are you ok?"但是令我吃惊的是，我已经紧张到说不出话来，感觉喉咙的肌肉完全失灵了，试了两遍还是发不出音来。这次经历让我深深体会到人在极度紧张的时候身体会是什么样的状态。

弹穴位法可以消除人的紧张感。

美国的美女作家克里斯蒂·科尔在出版了畅销书之后经常被邀请去讲演，而她从小就对公众演讲没有自信，会非常紧张。后来她学习了弹穴位法，在每一次讲演前，她都要用弹穴位法来帮助自己克服紧张感，让演讲能够顺利的进行。弹穴位法对于消除紧张状态有非常明显的作用。

前职业棒球运动员派特·阿赫内（Pat Ahearne）在澳大利亚著名心理学家史蒂夫·威尔斯的辅导下，用弹穴位的方式来清除自己的紧张感以提高运动成绩。他每天都弹穴位，就像其他的日常训练内容一样。派特说："结果是很令人惊奇的，我的投球变得很稳定，控制得更好，在重大的比赛里更加轻松自如。"他因此获得了澳大利亚棒球联赛 1999 年赛季的最佳投手，后来在台湾棒球大联盟效力也取得了很好的成绩。我在哈利法克斯已经生活多年，每年都会有一些机构邀请我去开针灸治疗讲座。以前我接到这样的邀请总是又兴奋又紧张。兴奋的是可以为针灸的发展做一些宣传；紧张是怕自己讲得不够好，得不到别人的认可，又担心自己的英语水平不够高。但自从我掌握了弹穴位法以后，我的心理压力完全消除了，我不仅在接到通知以后不会感到有压力，讲座过程中也不会紧张，发挥自如。

当接受自己以后，面对可能的压力，心态是完全不一样的。有一天，我接到哈利法克斯多元文化节组委会的电话，邀请我在多元文化节上做一个关于针灸的演讲，为各族人民介绍一下中华民族的传统文化。哈利法克斯居住着来自全世界各个国家的移民，每年的多元文化节是一个盛大的节日，各个民族都要去展示自己的文化特色并互相交流。我欣然答应了。当时我的诊所里有一位当地的白人朋友，他知道我来到加拿大的时间不长，英语水平还不够高，他怕我心理上有压力，就鼓励我说："你没有问题，大胆的讲吧，你的英文水平不比我们那里的翻译水平低。"我知道我的英语水平不如他的翻译同事，他这样说是给我打气而已。如果我没有掌握弹穴位法，在心里没有底的时候我会很需要朋友的鼓励和认可，现在，我也非常感谢他的鼓励但内心的想法已调整为"我根本没有必要去和翻译比，我的英文水平是怎么样就讲成什么样，讲完就不再纠结我讲的好不好，就放下了"。这就是我掌握了弹穴位法以后的心理状态，讲座成功也好，有遗憾也好，我都能够完全地接受自己。有这样的心态，当然就非常放松，可以发挥出自己最好的水平。

只有从内心接受自己才是真正的强大。当你能完全接受自己，就不会再去计较是否成功，那你还有什么压力呢？当你不怕失败，欣然接受自己的失败时，当然就不会再紧张了，更多的是享受这个过程。

我自从掌握为了弹穴位法以后，心态变得非常平和，不会为了争输赢或为了在别人面前表现完美而和自己过不去。比如，我参加了当地的乒乓球俱乐部，我的水平在俱乐部里属于中等。在掌握弹穴位法之前，我会很在意输赢。和水平比自己高的人打球，我特别在意对方对我的评价，尤其是打得不顺手、比分落后的时候，更担心会输掉而被人看不起。心一慌，很快就输了。

自从掌握了弹穴位法以后，我认识到是自己的心理出了问题。想象别人看不起自己实际上是自己看不起自己，和别人没有关系。完全认可自己以后，我可以非常享受比赛的过程，输也好，赢也好，我都可以心平气和地对待，就把它当成锻炼身体的一种方式，输赢对我来说已经不重要了。所以，所谓争强好胜的心态，实际上还是自己不接受自己，一定要通过赢来证明自己，不能接受失败的自己。心态平和，不紧张，打球的质量反而高，赢的机会自然就大。真的水平不够，输了也不难受。

在面对挑战时，弹穴位法是非常有用的心理调适工具。学生在考试之前，演员在上舞台之前，运动员在比赛之前，求职者在面试之前，遇到重大考验前，如果自己感到比较紧张，最好是抽一点时间，在一个安静地方做一遍弹穴位法，就可以消除紧张情绪，让自己放松下来。如果紧张的情绪来了，可以马上告诉自己："不管结果如何，我都要完完全全地认可和接受自己。"心情马上就可以放松下来。只要放松下来了，人就可以把自己的潜力都发挥出来，取得最好的成绩。

弹穴位法的两个方面：认可自己的理念和弹穴位，可以作为一个组合来应用。如果环境不允许，在比赛的过程中，或考试的过程中，如果感到紧张，就可以有意识的提醒自己完完全全地认可自己，用这样的理念去指导自己的身体放松，恢复内心的平静。

在这一章里我们讲的用弹穴位法来帮助自己处理日常生活中的压力，调节不良的情绪，让自己生活得更加放松，更加快乐。当学习和使用弹穴位法到一定的程度，就像自己有一个随时待命的心理教练一样，可以随时对情绪进行调节，消除紧张感而让自己恢复平静。

第十章
弹穴位法在家庭和学校教育中的应用

　　我们很多人都是为人父母者，除了自己以外，最关心的就是孩子的健康成长。对于孩子的教育，我们可不可以运用弹穴位法的理念和方法呢？在这一章我们就一起来探讨这个话题。

　　现在的社会，家长对孩子成长非常关心，希望孩子不要输在起跑线上，希望孩子的成绩好，希望孩子将来有出息，能够挣到足够多的钱照顾自己的生活。大家的压力很大，变得非常的焦虑。有的家长自己有很多的不良情绪，对孩子的态度就非常不好，讽刺、训斥孩子成了家常便饭，这样的情况让家庭生活变得紧张而无趣。

　　这种情况比较普遍，大家可能已经意识到这个问题，但可能觉得不是自己观念的问题，而是现实很残酷，自己必须这样才能让孩子有一技之长而能立足于社会。弹穴位法的理念是要完完全全地爱和接受自己，运用到家庭教育上去就是要完完全全地爱和接受孩子。就这样一种观念，就和我们大部分人的教育观念大相径庭了。哪一种观念更好呢？下面我们来看几个案例。

爱和接受的观念可以帮助孩子建立健康的心理

我的一个朋友陈希红女士写过一本书，名字叫《母亲的心是宁静的海》。她有一个女儿叫绿野，这本书是陈希红女士养育女儿的家教手记。我是在加拿大先认识她女儿绿野的。绿野不是身体正常的女孩，她是有天生听障的人，但是她高中毕业考上了清华大学建筑工程系，并且顺利毕业，又去英国读完了研究生，现在在香港担任建筑设计师的工作。

这样一个听障人，是如何克服先天的缺陷，实现一个正常人都难以达到的成就呢？陈希红在这本书里，就给我们讲述了这个答案。

当绿野两岁的时候，他们发现绿野的行为不正常，沟通困难，就带她到医院去做测试，才发现绿野是先天听障儿童。这个消息对年轻的母亲陈希红来说无疑是五雷轰顶，打击非常大。她认为这可能是自己在怀孕期间不小心吃药造成的后果，非常自责。幸运的是，陈希红有一个非常智慧的婆婆，婆婆引导她，要她接受现实，接受自己。以后在绿野从幼儿园到大学的整个成长过程中，经常会遇到常人无法想象的困难，每当遇到困难，陈希红都坚持以无条件的爱和接受，充分尊重孩子的选择来对待。其结果是，绿野不仅没有懈怠，没有被淘汰出局，反而身心和智力都得到了全面发展，创造了一个奇迹。

在加拿大的时候，我问过绿野一个问题：你有没有因为自己听障而感到自卑过或抱怨过？她很淡然地说没有，我感觉好像她和自卑感是绝缘的。说明她的心理比我们很多的正常人还要健康很多。在培养绿野的整个过程中，陈希红反复强调是接受她婆婆对她的指导，要完完全全地接受和爱这个孩子，当然也要用这样的态度对待自己。

大家可以看出，陈希红培养孩子的理念和弹穴位法的理念，是完全一致的。现在陈希红女士也在学习弹穴位法，并热心地把这个方法推荐给她的朋友。

另外一位女士也是中年人，有一个刚成年的女儿。她婚姻失败离了婚，自己还得了乳腺癌，还在操心女儿没有找到对象，体形偏胖，对女儿非常焦虑。她就没有完完全全地接受和爱女儿，对女儿没有信心，觉得必须在后面督促着女儿，她才会有进步。其实，对女儿的态度，是她对自己态度的一个投影，她对自己就没有无条件地爱和接受过，这是问题的根源。大家会不会在这位女士身上也找到自己的影子呢？

我们一起来了解一下加拿大家庭是如何教育小孩子的。加拿大教育小孩子的方式和我们有很大不同，他们教育孩子是鼓励型的，而不是打压型的。第一，他们不能体罚孩子，体罚是犯法的。第二，他们对孩子从小都是讲道理，就像对大人说话一样，让孩子做什么事，要告诉他理由。如果一下子讲不通，就要一直讲到通为止，而不像我们中国家长那样训斥孩子。

我太太刚到加拿大的时候，有半年时间在一个医生的家里帮助带两个小孩，就学习到这样的方法，觉得这样的方法对孩子好。等我们自己有了孩子，我太太就这样教育他，从小就尊重他，没有命令他做什么事，都是给他选择，让他自己做决定。所以，我们的孩子一直都很独立，对我们的心理依赖比较低，自己的事都知道安排去做。这并不意味他没有做错事的时候，但是当他认识到做错了，不会有太大的心理压力，不会丧失自信心，这样改正起来比较容易。平时他的心理就比较平稳，没有什么纠结的事情。

他的成长过程是走过一段弯路的。高中毕业的时候，他要求到加拿大一所名牌大学去读一门热门专业，我们觉得他很有志气，当然非常支持他。这所大学在加拿大的另外一个省，我们觉得他是懂事的孩子，可以照顾好自己的学习和生活。平时和他联系不是很多，偶尔打一个电话。第一学期结束，他的成绩还不错。

第二学期的期中考试成绩就开始滑坡了。当时我正好要回国，要在他大学所在的城市转机，就去看他，了解是什么情况，发现他比在家里的时候瘦了很多。原因是他为了让自己看起来好看一些，在节食减肥。我告诉他不能这样，学习需要消耗很多的体力，每餐只吃一点是不可能有精力去完成繁重的学习任务的。我的这番话他没有听进去，没有遏止住他成绩下滑的势头。到了期末考试他的成绩更差了，好几门不及格。他还算诚实，给我们交代说他逃了很多的课，躲在宿舍里打电子游戏。放暑假我们就让他回家里来谈心，我们建议他先不要上学了，把思想问题解决了再说。他坚持要把暑期的课程上完，还向我们保证他可以改正。既然这样，我们又给他机会，告诉他如果还是像上学期那样的话，就只有退学休整了。他同意了。等暑期的课程结束，他告诉我们情况没有改善，还是几门不及格。

那没有什么选择了，先退学回家再说。我们有些郁闷，不知道到底应该如果看待他的这种情况，从小他还是一个听话、独立性很强的孩子，怎么现在管理不好自己的生活和学习呢？当我和他妈妈到机场去接他的时候，他妈妈看着他，半天没有说出话来，完全被打闷了。这个干瘦干瘦的、长头发的小青年，哪像我的儿子啊？回到家里以后，我儿子还想马上转入我们当地的大学学习。我和他妈妈都不同意。按他当时的身体和心理状态，我们知道他还是学不好的，就建议他停学一年，先打工，同时锻炼身体，调整好了再回到学校去学习。

我没有过多责怪他，而是用弹穴位法的理念去开导他。我告诉他，虽然经历过这样的挫折，他还是应该完完全全地认可自己，不要有自卑感，要相信自己可以学好。在我的开导下，他很快就从沮丧的情绪中走出来，在一家日本餐馆里认认真真打工，每天都去体育馆打篮球锻炼身体。经过一年的休整，他也想好了自己要学什么，身体也恢复得很好，就继续回到大学学习。

现在，儿子从大学的物理治疗专业研究生毕业已有两年时间，在一家诊所担任物理治疗师的工作。2016年初，他还在读研究生的时候，有一个机缘让他突然对绘画感兴趣了，他就开始在业余时间自学绘画，到现在已有三年多时间了。他不仅完成了学业，找到了满意的工作，绘画方面，在他自己的不断努力下也达到了一定的水平。现在他已经是一个画廊的签约画家，还举办了个人画展。业余时间也教成人画画，提供付费画肖像画的服务。

在我的影响下，我儿子对弹穴位法也非常认可，在自己生活和工作中自觉运用，生活得很快乐。

青春期心理健康的标准

根据我国青少年心理活动特点，他们达到心理健康应具备以下六个心理品质：

一、智力发育正常，即个体智力发展水平与其实际年龄相称。

二、稳定的情绪，尽管会有悲哀、困惑、失败、挫折等，但不会持续长久。

三、能正确认识自己，清楚自己存在的价值，有自己的理想，对未来充满信心。

四、有良好的人际关系，尊重理解他人，学习他人长处，友善、宽容地与人相处。

五、稳定、协调的个性，能对自己的个性和个性心理特征进行有效控制和调节。

六、热爱生活，能充分发挥自己各方面的潜力，不因挫折和失败而对生活失去信心。

这六个标准，和建立爱和接受自己的理念以及身体上气血通泰，没有心理伤害是一致的。

父母弹穴位帮助孩子释放负面情绪

具有良好的心理素质对孩子一生的成长都是非常重要的，为孩子建立良好的心理素质，远远比其他的技能训练要重要得多。

如何才能让孩子具有健全的心理素质呢？孩子的性格和心理素质，有遗传的因素，但绝大部分是其成长环境造成的。

父母对待孩子的态度，决定了孩子能否具有一个健康的心理，进而决定了孩子在成人以后能否自信、能否适应社会、能否感到快乐和幸福。

所以，表现在孩子身上的性格缺陷和心理不健全，问题往往是出在家长身上，孩子的心理是父母心理的投影和反射。父母首先需要运用弹穴位法来提高自己的心理健康水平，只要自己的心理问题解决了，孩子的心理问题就解决了一大半。

如果父母掌握了弹穴位的理论和方法，在孩子有负面情绪的时候，就可以帮助孩子弹穴位疏导情绪。我的徒弟李晓霞就给我讲了这么一个故事。有一次她的女儿和奶奶发生了一些小冲突，有一些言语上的交锋，她的女儿显得很憋屈的样子。晓霞看这样的情况，就对女儿说，不管别人对你怎么样，你都要爱和接受自己，同时帮女儿弹穴位释放负面情绪。结果她的女儿突然哇的一声大哭起来，心里所有的委屈都随着这些眼泪而释放掉了，情绪马上就恢复了正常。现在，她的家庭已经养成习惯，睡觉前十几分钟全家都要一起来弹一下穴位，把一天的压力都释放一下，这样身体变得轻松，睡眠质量也高。

家长如果掌握了弹穴位法，不仅自己受益，还可以及时帮助孩子释放负面情绪，帮助孩子提高心理健康水平。

运用弹穴位法帮助学生释放负面情绪

弹穴位法对学校的孩子有良好的应用效果吗？回答是肯定的。这是弹穴位法最有价值的运用群体。中小学时期，是人的性格形成的时期，对人一生的影响都非常大。对于中小学学生，影响他们成绩的往往不是课程的难度，而是心理健康水平，如果存在同学关系不合、校园欺凌、家庭矛盾等问题，可造成一些孩子情绪的不稳定，不能把精力集中到学习上，因而成绩下滑。

弹穴位法不仅可以帮助一般学生减压，释放负面情绪，提高成绩，而且对个别情绪非常不好的孩子也非常有效。在美国的弹穴位解决方案基金会介绍了他们在加州的太平洋丛林中学推广弹穴位法以帮助中学生改善情绪的项目。在学校向学生推出该项目之前，向学校工作人员和老师们讲授了弹穴位法的原理和操作方法。

他们设计了一个简化的弹穴位法操作程序，在老师的带领下，学生们每天早上增加了一个 6 分钟集体弹穴位的内容，然后再开始上课。这样进行了两周后，学生的社交和考试焦虑普遍下降，考试成绩得到改善，欺凌等行为有所减少。老师和教职员工还注意到，有特殊需求的儿童自我调节能力改善更明显。

不久之后，弹穴位法对学生、教师和教职员工产生了很大的影响，弹穴位成为课堂文化的一部分。当一个学生情绪糟糕时，其他学生甚至整个班级都可能与那个学生一起弹穴位释放负面情绪。因此，学生在学术、社交和情感等方面都取得了更好的成绩。课堂内外的关系也得到了极大的改善。

该项目在太平洋丛林中学取得了巨大成功，因此得到扩展，现已在夏威夷州、纽约州、康涅狄格州及其他地区的学校中广泛使用。

在中国，弹穴位法用于中学生的情绪调节只是刚刚开始。河北省邢台的一位中学教师通过学习弹穴位法打开了自己的心结，释放了心理阴影，又爱心满满地尝试用这个疗法帮助学生。在她积累的案例里，有改善身体状态的，也有改善心理状态的，无一例外地显示了弹穴位法对于中学生身心调节的高度有效性。

下面就是她调节一位中学生的案例记录：一位八年级的女学生请求她帮助消除一段记忆。老师问："为什么要清除它，这段记忆很伤你吗?"女同学点点头，她的手是冰凉的。老师指导她组织了提示句："有一段伤心的记忆，一想起来就难受，但是我要完完全全接受和爱自己。"弹了一遍后，女同学告诉老师说记忆有一些模糊了。弹两遍以后女同学的小手温热了，手心出汗，说："好多了，还有一点点。"弹第三遍以后，女同学伤心的感觉就被彻底清除了。这位老师只是利用一个课间的时间就帮女同学释放了负面情绪，引来了办公室老师们的赞叹和夸奖。

弹穴位法的优势之一就是不需要对方说出令其感到痛苦的事情，就可以帮助对方调节情绪。这个案例中的老师就充分发挥了这个优势，自始至终不知道是什么事让这位女同学感到伤心。需要指出的是，按弹穴位法的理论，这位女同学并没有消除记忆，而是释放了与记忆挂钩的身体里的情绪因子，从而让记忆变成不引起情绪波动的普通记忆。

在中小学里推广和运用弹穴位法，不仅可作为集体的减压方法，还能够帮助个别同学释放负面情绪，并且这个方法简单易学、易行、没有任何的副作用，有着广泛的运用前景。期待更多的老师学会这个方法并帮助同学们。

第十一章
自爱有福，知足常乐

弹穴位法的最终目标，就是帮助大家真正建立爱自己的理念，从而收获幸福感。

幸福是共同的追求，而不幸福则是中国人的普遍感受

有关报道显示，中国人是世界上心理压力最大的。2013年11月，《小康》杂志对在世界各地的中国人开展了"2013个人的年度心情"的调查，共 2013 人参与。调查结果显示，2013 年，中国人的最大感受是"累"：有人"身累"，有人"心累"，有人"特别累"，还有人"越来越累"。社会生活的一些不确定性会让人们内心的不安全感增强，会让人心里不舒服，人们往往会用"累"字来表达这种不舒服。2012 年，世界知名办公方案提供商雷格斯发布的调查结果显示：中国是目前世界上压力最大的国家。中国人面临种种压力是不争

的事实，看看一个个焦急彷徨的眼神和来去匆匆的身影，就不难发现中国人真的很忙、很急、很累。

在这样一个剧烈转型的社会里，物质发展与精神发展失衡，各种矛盾普遍存在，人们的心理压力很大，要找到幸福感对大部分人来说有相当的难度，大部分人都没有办法停下来好好想一下，应该有一种什么样的生活态度才能感到满足，才能有一种幸福感，都是在一种躁动的心态下生活。对物质的追逐过程能给人带来愉悦感，但这种外界的刺激所产生的愉悦感是很短暂的，真正的幸福感要从内心去寻找。

怎样拥有持久的幸福感

1988 年，哥伦比亚大学哲学博士霍华德·金森（Howard Dickinson）发表了博士论文《人的幸福感是由什么决定的》（What detemines happiness）。他向市民随机发出了一万份问卷，最后回收到了 5200 份有效问卷。他的问卷有 5 个选项：非常幸福、幸福、一般、痛苦、非常痛苦。有效问卷显示仅有 121 人认为自己非常幸福。他为了寻找这些人幸福的原因，就对这 121 人进行了深入的调查。其中有 50 人是事业成功人士，他们的幸福感来自事业的成功。而另外 71 人，来源就比较复杂，有家庭主妇，有农民，有公司职员，甚至还有流浪汉。这些人共同的特点是对物质生活的要求不高，能够享受当下的生活，能在现实的生活中找到乐趣，比较容易满足，内心安静。这样，霍华德的调查得出一个结论：这个世界上有两种人是幸福的：一种是事业有成的成功人士，一种是物质追求不高的平凡人。如果你是平凡人，你可以通过降低自己的物质欲望来做到精神内守，平心静气地过幸福的生活；而如果你是有理想、有抱负的，可以通过努力实现自己的目标来获得幸福。毕业以后，霍华德博士凭着这篇优秀的论文留校任教了。

　　毕业20多年以后，他已经成为一名知名的教授。有一天他突然想起自己当年的博士论文，非常好奇当年非常幸福的121人在这20多年以后，幸福感发生了什么变化。于是，他找到了这121人的联系方式，用了3个月的时间做了一次跟踪调查。那平凡的71名非常幸福者，除了两名已不幸离开了人世，其他的69人在这20多年里生活发生了很大变化，有的已经跻身于成功人士的行列，有的经济拮据，但他们对幸福的理解还是坚持自己的初衷，都觉得自己还是"非常幸福"！这是惊人的一致选择。而当年感觉非常幸福的50位成功者，幸运的是没有一个离世，但20多年过去，他们对幸福的理解发生了巨大的分化。仅有9人仍然感到"非常幸福"，23人感到"一般"，有16人因为事业发展不顺而选择了"痛苦"，另外2人事业有重大挫折而选择了"非常痛苦"。霍华德又根据这次的调查写了另一篇文章发表在《华盛顿邮报》上，他得出结论是：靠外在物质支持的幸福感，都是不能持久的，都会随着物质的失去而消失。只有心灵平静而产生的身心愉悦才能产生持久的幸福。

　　人归根到底还是要向内寻找让自己内心安静的力量，才能感到真正的满足和幸福。当我们心烦、焦虑、恐惧、内疚、自责、怨恨、自卑，我们都会感到心不安、神不定。幸福是一种内心的感受，如果内心冲突，自己都在贬低自己，自己都在骂自己，自己都在瞧不起自己，怎么能有幸福的感觉？只有对自己无条件地认可和接受，人才能够从内心感到幸福，这才是人内心平静的巨大力量。我们每一个人来到这个世界上都不容易，从生物学的角度讲，都是一个胜利者。上亿个精子竞争，只有游得最快的那个才有机会被卵子拥抱。所以你能来到世上就是冠军了，你应该为此感到自豪。

按自我接受度和自我期望值可以划分出四种人。我们中国的哲学讲阴阳平衡，如果对自己的接受度是阴，对自己的期望值就是阳。阴是收敛的、稳定的、被动的；而阳是发散的、不稳定的、主动的。对自己的接受程度和期望值平衡，幸福感才会强。如果对自己期望很低而对自己的评价又很低，又自卑又无动力去改变，这样的人不会有幸福感；如果对自己期望值不高，对自己又比较认可和接受，对当前的生活比较满意，幸福感就比较强。如果对自己的期望值很高，对自己的认可程度不高，尽管在外人看来也取得了一定的成绩，但自己还是对自己不满足，这样的人幸福感还是比较低。最好的就是对自己的期望值很高，对自己的认可程度也高，这样的人是生活的佼佼者。他们既可以取得很大的成就，又可以感到内在的满足，达到了最高水平的幸福感。

因此，我们可以按照对自己的期望值和自我接受程度这两个指标把人分为四种类型，分别划分到 A，B，C，D 四个象限里去。

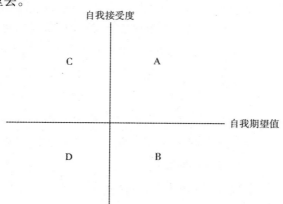

在 A 区域里的人是志向远大，并且对自己有很高的认可度和接受度。他们的内心很强大，有很强的事业心和长期坚持努力去完成目标的动力。这类人往往事业成功，从内心又对自己很满意，感到很幸福。他们处理事情非常果断，对要完成的目标有很清晰的认识，对完成目标过程中遇到的挫折不会纠结，不会后悔。他们所体现出来的精神状态是气定神闲，非常自信，气场很强。他们不一定很忙，但一旦做出决策会产生很大的效应。他们的生活非常平衡，事业发达，家庭稳定，身体健康。他们不但懂得接受自己，对别人也有相当的包容度。这类人不多，但社会影响力非常大。他们不仅是成功人士，还是幸福的成功人士。

B 区域里的人对自己的期望值很高，但是对自己的接受程度并不高，他们对自己不满意，一直在鞭策自己取得更大的成绩。这可能是孩提时代"挫折教育"的阴影，这种人在生活里可能也取得了很好的成绩，但还是有相当程度的不安全感，对自己不满足，因此幸福感并不强。这样的人闲不下来，需要不断地取得成绩来证明给自己和别人看。这类人即使物质财富比较多了，在别人看起来都比较成功了，但焦虑感、不安全感还是比较强。他们的幸福感来自于事业的成功和社会的认可，而不是内在的自我接受。他们一般都很忙，可能忙于事业而忽视了家庭和自己的健康。因而还是活得比较累。一旦事业发展不顺利，或者失败了，就会有很大的挫折感，甚至精神崩溃，所谓的幸福感就会在一瞬间崩塌。社会里的一些精英人士会是这样的心态。

一些社会精英在取得巨大的事业成功后反而像迷失了自我，失去了生活的目标。他们在追求财富和事业的过程中，自己也变得越来越膨胀，甚至由于长时间的心理压力而造成了抑郁症。

C象限里的人没有大的志向，但对自己的接受程度比较高，不管拥有多少物质财富，都能爱和接受自己。因而活得轻松、自在，能从点点滴滴里感受到生活的美好，活得有滋有味的，有比较强的幸福感。他们的幸福感来源于对自己的接受和爱。

现在的家庭结构大多是独生子女，家长对孩子寄予了很大的希望，希望孩子在竞争中脱颖而出，给孩子施加了很大压力。但培养出来的孩子往往对自己没有信心，没有安全感。如果家长自信和放松一些，鼓励孩子做自己想做的事，发展自己的潜力，这样培养出来的孩子才会幸福。因为这样的孩子不会一味追求外界的认可，而是去追求自己认为更有意义的事情，去主动实现人生的理想。这样的孩子才有自信和创造性，将来才能取得大的成就。

D象限里的人生存的状态就比较差了，他们人生没有目标，自卑感很又强，对自己的认可程度低，内心的冲突和挣扎比较激烈。大部分人经济状况比较差，靠出卖劳动力赚取有限的收入维持基本的温饱。这部分人在中国大量存在，他们在内心的冲突和外在的经济压力产生的焦虑感的双重压迫下，幸福感很低。

然而，这样的现状我们是可以通过弹穴位法来改变的。

在A象限的人，已经感到幸福了，所要做的是沿着这条道路继续努力，不断提高自我认可程度和期望值，以增加幸福感，取得更大的成绩。

在B象限的人，有很大改变的空间。要让自己安心和有幸福感，而不是成天忙忙碌碌不知所终，要从追求事业成功带来的快感转换到认可自己带来的心安。这样的人不需要改变外在的东西，他们拥有的物质条件已经较好了。他们可以运用弹穴位法建立接受自己的人生观，同时疏通经络，使气血流通，从而清除心理阴影，消除焦虑感和不安全感，使幸福感再上一个台阶。

C 象限的人是幸福的。如果有什么需要改善的话，就是在保持对自己高认可程度的基础上，还可以对自己要求高一些，提高一些对自己的期望值，以取得更大的成绩，创造更大的价值，这可以通过弹穴位法来实现。通过弹穴位，可以打通经络，调动和强化肾气。中医理论讲肾主志，肾气强了人才有远大的理想，支持自己去完成更宏伟的目标。

而在 D 象限的人其实是潜力最大的，他们可以充分利用弹穴位法来改变自己的人生。通过弹穴位法的应用，在大脑里建立自我接受的理念，同时打通经络，跳出 D 区域，去追求更好的生活。当打破自卑感而认可自己以后，内心就发生改变了。

有个故事是说有一个小和尚，在路边等一位开悟的禅师，禅师每天要担着柴走这条路，他想请教禅师开悟以后是什么一种状态。等禅师担着柴来了，小和尚就问开悟是什么状态。禅师把柴从肩上卸下来放在地上。小和尚又问，那开悟以后呢？禅师又把柴担起来，朝山下走去。这个故事给我们的启示是，接受自己就放下了思想包袱，再上路的时候由于心态变轻松了，别人看着的苦差事自己是不觉得苦的。人活着不就是活一个好的心态吗？

幸福是要从内心来寻找，来源于接受自己，而弹穴位法可以给您导航。从六到第十章，我们探讨了弹穴位法的应用，它可以帮助您建立健康的心理。弹穴位法的运用还不止这些。在美国，弹穴位法咨询师把这一方法也运用到身体的调养以及戒烟、减肥、和实现财务自由等方面，我们以后有机会还可以介绍这方面的研究成果。

第十一章 自爱有福，知足常乐

第十二章
弹穴调心最新验案两例

中度抑郁症一例
——每一位抑郁症患者后面，都站着强势和粗暴的家长？

最近，一位四十多岁的中年人通过他太太和我联系，接受我的视频心理疏导。

他介绍自己的情况时说了很多话，归纳起来有几个方面：

一是他自己处于中度的抑郁状态。感觉生活没有意义；做什么事都很被动，为了满足自己的家庭和社会的角色，很不情愿地为别人做一些事。做事的时候一点都不享受，做完了也没有任何的成就感。

二是他感觉自己的心理状态很不好，经常也很焦虑，自己不希望这样一种状态持续下去。于是，他看了一些心理学的书，也学习"弹穴调心"的课程一段时间，希望能找到一些答案。

三是他也去看了心理医生，在医生的推荐下吃抗抑郁症的药物。平时，他感觉药物能让自己安静一些，不会过于焦虑，但真的有事情发生，自己的焦虑感发作了，药物作用就非常有限。

四是他说他自己的给人的印象和内心的自我感受反差非常大。从外表看，他是一个成熟，有主见的男人，但实际上，他感觉自己非常脆弱、自卑，总是对自己没有信心，做事犹豫不决，希望依赖别人帮自己做决定。

五是作为四十多岁的男人，他经常还在依赖他父亲在很多事上帮他拿主意。他对自己在精神上不能独立感到非常沮丧，但又不知道如何改变这种不正常的心理模式。

鉴于这位客户已经具备一些心理学和弹穴调心的知识，而且能够清晰表达很多的自我感受，我针对他的情况，和他进行比较深入的心理理论的探讨和交流。让他从理论上对自己的问题有一个清晰的认识。

在一个小时的心理疏导中，有四十分钟都是我们之间在语言交流，最后二十分钟才带着他弹穴位清除一个儿时的心理阴影。

我给他讲的内容主要有几个方面。

第一，给他概况了弹穴调心法的理论框架，告诉他我们是从意识（自我认知）和潜意识两个方面来分析我们出现的心理问题。从意识（自我认知）上我们需要从目前的不爱和不接受自己状态调整到无条件的爱和接受自己的观念上来。

对潜意识的调整，就是通过把过去的心理阴影、心理伤害，通过调动记忆，回溯到当初发生的场景，然后通过弹穴位把它定点清除掉。我向他介绍了弹穴调心法是一个把西方心理学的精神分析法、人本主义心理学和中国的经络理论有机结合的心理治疗技术等等。

第二，给他分析了他目前的"巨婴"型心态，来源于从小和父母的相处模式。他从小就是一个乖孩子，比较服从父母的指示，久而久之就养成一种心理定式，自己不知道如何决策，要等着别人给他下指示才能行动。所以，这已经是一种在潜意识层面的心理问题，必须深入潜意识才能解决。

第三，他对自己感到没有信心，有自卑感，感到自己活得没有价值，这有潜意识和自我认知两方面的问题。在潜意识中，自己经过一些对自信心和安全感有打击事件的刺激，就形成了自卑感，习惯性感觉自己没有能力。从而自我评价很低。而在意识层面，表现出来的就是不够爱和接受自己。

第四，针对他觉得做什么事都不是自愿的，都是很被动的在尽义务，自己完全不能享受这个过程，结束以后还后悔这样一种心态，我给他进行了开导。我告诉他，根据马斯洛的需求层次论，他现在的心理模式，把自己的需求，定位在满足比较低层次的需求上，而没有去开发和追求更高层次的需求，所以感到不快乐。他追求的是生存的需求，安全的需求，尊重的需求，社会承认的需求，而缺失了追求自我实现。作为一个人，追求比较低层次的需求，是有些迫不得已的。

他感觉在做自己不情愿但又不得不做的事，所以感到比较被动，并且不能感受到快乐。而追求自我实现的需求，就是做自己打心眼里喜欢和愿意做的事。做这些事才能让自己感受到一种真正的快乐。而这，正是他完全缺失的一种心理需求。

现在，他就要重新调整，从被动满足身边人的需求中跳出来。要建立自我实现的需求，去寻找到自己愿意去做什么，从而快乐地去做，让满足不同层次的心理需求达到一种新的平衡。

第五，我也告诉他，他的情况还算不坏的。他的夫妻感情比较好，心理失常还可以和太太进行交流。太太的爱是强大的精神支持。他也告诉我，他经常给太太念叨自己的心理状态，让太太也感到有一些无助和焦虑了，所以他觉得需要尽快解决这个问题，从抑郁状态中走出来。

我知道要改善他的情绪帮助他走出来，光给他讲道理是远远不够的。他的问题大部分还是来源于过往经历造成的扭曲潜意识。所以，我适时结束了我们"两个男人"之间的对话，带着他去深挖过去的心理阴影，让他体验一下弹穴调心的效果。

我让他回忆有什么小时候发生的但现在想起来都难受的事情。他说也没有哪一件事情是让他感到特别难受的。他说，父亲是转业军人，就是一种比较强的形象，身体也好，不苟言笑，比较典型的中国式家长，对他要求比较高，给他下指令没有商量余地的。

我继续追问，让他努力回忆一下。他告诉我有一件事，他现在想起来还难受。在他八九岁的时候，有一天下午他自己在家看电视。可能他父亲工作中遇到了压力，心情不好，父亲下班回来看他很舒服地看电视就气不打一处来，冲他发无名火。他感觉莫名其妙地挨了一顿骂，失去了安全感，当时感到非常害怕。他现在想起来都觉得害怕。我就问他，现在想起来害怕的指数从零到十有多少，他说有五。我就带着他弹穴位清除这个心理阴影。

第一轮弹穴位结束以后，我问他害怕的指数还有几，他说很低了，只有二了，但还是能想起当时父亲很凶的脸。我又针对他看到的这张很凶的脸弹穴位清除害怕感。

第二轮结束以后，他感到自己的害怕感完全消失了。他父亲的这张很凶的脸变得模糊，看不到了。他还告诉我，以前他一想到给父亲打电话都会感到紧张，现在也不紧张了。

他能够明确体会到自己的情绪从害怕，紧张到放松的变化，感到很神奇。他说，以前他自己也弹穴位，有一些帮助，但是没有达到这样好的效果。

这一个小时的心理疏导给他接下来的治疗和继续改善情绪和疗愈抑郁症打下了一个坚实的基础，后续的治疗就比较顺利了。

我对这个案例的几点体会：

第一，结合自己个人的亲身体会以及这位客户的经历，我更深刻地感受到中国传统"家长式"对待子女的方式，对孩子心理健康是有一些伤害的。容易让孩子成年以后形成自卑，心理依赖，焦虑，不认可自己，感受不到快乐的性格。这个问题具有普遍性，值得我们认真研究。

第二，第一点中的不良性格是可以通过弹穴位法改变过来的。

第三，经过我的临床观察，我发现很多抑郁症患者都经历过少年儿童时期家长的语言和身体的暴力。家长用一些粗暴和咒骂的语言给孩子幼小的心灵造成了很大的伤害，让孩子从父母那里感受不到爱，感觉被抛弃了，从而极度怀疑和贬低自己存在的价值，没有安全感。成人以后为抑郁症埋下了病根。

第四，弹穴位法可以对抑郁症进行有效的治疗。弹穴调心法在治疗抑郁症的过程中，治疗师的能力和经验起到了重要作用。有经验的治疗师可以根据患者的具体情况分析出导致抑郁症的原因并加以心理疏导，从而有效地治疗抑郁症。

帮助一位混血美女疗愈心理创伤一例

我的一位客户是一位中年女士。前几年我给她治疗以后，她又陆续把她的妹妹和父母都介绍来诊所治疗各种各样的疾病。最近，她又带父母来治疗。在聊天的过程中她谈到她的女儿精神状态不好，让她非常忧心。

这位客户是一位相貌端庄的白人，曾经是一位空姐。她的丈夫是黑人。他们的女儿现在二十多岁了，是那种五官非常端正的混血美女。

她告诉我她女儿是一位热心社会公益的年轻人。最近去了一趟东南亚国家参加一些志愿者活动，但回来以后就郁郁寡欢，打不起精神，还时常哭泣，和以前坚强，勇敢，开朗，乐观的姑娘判若两人。

她了解我运用弹穴位法给客户调理情绪，希望我给她的女儿调理一下。

她女儿来了以后，告诉我在过去的2019年连续发生了两件突发事件让她产生了负面情绪，她从此开心不起来。

第一件事是目睹一位青年的猝死。去年上半年，她在越南胡志明市做公益活动，晚上在一家酒吧打工。有一位经常来酒吧喝酒的澳洲小青年有一天身体突然出状况了，他们把他送去医院，不幸的是还没有到医院小青年就断气了。她亲身经历这个过程，心里产生了很大的恐惧感，从那以后在酒吧工作的时候就打不起精神来。她的老板是欧洲人，在欧洲也是开酒吧的，见惯了酗酒引起的猝死。老板看她打不起精神影响了生意就责怪她，这让她更加不开心。

回到加拿大以后，她还是放不下这件事。一个认识的年轻人说走就走了，她突然觉得非常没有安全感。她以为回到加拿大，回到家里，回到母亲身边就回到了安全的环境里。没想到下半年发生了另外一件不好的事。

她家在市中心。有一天晚上她回家比较晚，街道周围比较昏暗。她感觉有一辆车在后面远远地跟着她，车上的人似乎对她图谋不轨。路过一个街口以后，她就拐弯快步跑到一栋房子的栏杆后面蹲下躲起来。她看见那辆车在她附近停下来，听到两声关门的声音，像是两个人下来在找她。万幸的是他们没有找到她，他们又上车在附近的街区转了一圈，没有发现她才开车离开。她确信这辆车走了以后才赶紧回家。

了解了基本情况以后，我就用弹穴调心法给她清除心理阴影。

针对第一件事，我首先问她当她想起来的时候是什么情绪，她说是一种对生命无常的恐惧感。我问她想起这件事造成的恐惧感从零到十有多少，她说有八。我就给她弹穴位，同时让她跟着我说：虽然想起这件事感觉非常恐惧，但是要完完全全地接受和爱自己。弹完标准的十个穴位，然后让她深呼吸两次，结束第一轮调理。我问她恐惧感还有多少？她说下降很多，只有三了。然后我又带着她进行了第二轮调理。第二轮调理完以后，她的恐惧感就完全被清除了。

接着我又给她弹穴位释放对第二件事的心理阴影。我问她，当她回忆起第二件事的时候，是什么感受，出乎我的意料，她说是一种愤怒情绪。她说她比较愤怒的是在市中心这样一个人口密集，应该感受到安全的地方由于政府没有尽到责任而变得不安全。这样的反应就和她的性格有关了。她是一个比较开朗、有勇气的人，遇到这样的事不是胆怯而是愤怒。我也是用标准的弹穴位法帮她清除愤怒情绪，通过两轮调理把她的愤怒情绪清除了。

后来，为了巩固疗效，她又来做了一次针灸治疗，彻底把这两次事件造成的不良情绪清除掉了。她恢复了以前那种阳光、自信和开朗。这位混血美女有点不走运，在一年当中遇到两件很不愉快的事，但她又是非常幸运的，在发生不幸事件以后不长时间就接受了治疗。

我们的成长过程就是这样的，小时候，我们都是天真无邪、充满快乐和幸福感的。然而，经历过一次次的负面心理刺激以后，各种负面情绪积累在身体里了。这些负面情绪就持续地影响我们的情绪和行为模式，以至于成为我们性格的一部分。

这样的负面情绪其实是经络堵塞的一种表现形式，经络不通的另外一种表现形式就是各种身体的疾病。比如说妇女的很多疾病，乳腺癌、子宫肌瘤等，都伴有肝气不疏，情绪失调的心理症状，一问大多受过不良的情绪刺激。《黄帝内经》讲：经脉者，所以能决生死，处百病，调虚实，不可不通。弹穴位法就是这样神奇的心理创伤治疗技术，让看不见摸不着的心理创伤在轻轻的弹穴位过程中就被清除掉，而且是永久性地清除掉；其实就是通过疏通经络来清除负面情绪，从而治愈心理创伤。

第一版后记

经过 10 个月的写作和修改，《心安有方》终于完成了。虽然历经五稿，还是有很多不尽如人意的地方。我现在的心情有一点忐忑，但可以用"完完全全认可自己"的理念来让自己平静面对。

弹穴位法是经络理论在心理治疗和情绪调整领域的新运用。它是在西方国家首先开始使用的，在海外已经发展了 30 多年，走了一条和传统中医不同的道路。在西方比较重视科学研究的环境下，科学研究一直伴随着弹穴位法的发展。弹穴位法创立并没有中医师和针灸师的参与，最早由心理治疗师创立并逐步发展起来。这 30 多年在心理疾病治疗和情绪调节领域的运用，极大地扩展了经络理论的运用。标准化的穴位用起来简单，改变了治疗领域病人完全被动的模式，让弹穴位法能掌握在受调节人自己的手里。这些都是弹穴位法与一般的中医和针灸治疗的不同之处。弹穴位法的研究和运用还有极大的潜力，远不止我在本书里介绍的这些。在西方国家，弹穴位法的运用有不断扩展和专业化的趋势。已经有人专门研究用弹穴位法促进个人财务自由，运用弹穴位法减肥、戒烟、戒毒，有人研究用弹穴位法治疗生理疾病、帮助运动员提高运动成绩、提高青少年的心理素质等等。希望国内的同仁在了解这个方法以后，也参加到研究和开发这一技术的行列里来。

我要感谢我们的祖先，是他们发现了经络理论。我还要感谢"思想场疗法"的创始人罗杰·卡拉汉博士和 EFT 的创始人盖里·克雷格先生，是他们的创新性思维，把经络理论以一种简单的方式运用到心理治疗和情绪调节领域。我还要感谢阿尔·鲁迪先生，是他把 EFT 介绍给我，并帮助我打开了一个心结，从而相信这个疗法确实有效。我要感谢我的妻子，一位美丽而内心强大的人，是她的坚强和忠诚让我们的家庭度过了最艰难的岁月。我还要感谢我的老同学彭剑锋先生、施炜先生、吴春波先生、刘建良先生、陈建福先生等，他们在百忙之中阅读书稿并提出宝贵意见。我要感谢饶平凡博士，他给我介绍了最新的经络研究成果。我要感谢患难之交黄德瑞先生，他花了很多心血对我的原稿进行润色。要感谢顾婷婷女士，是她把这本书的书稿介绍给社科文献出版社并促成了本书第一版的出版。我还要感谢第一版的编辑杨轩女士，她接纳弹穴位法的理念，在第一版的修改过程中提出了很多真诚和专业的宝贵意见。

当您要离开这本书的时候，我想再次叮嘱您：我们每一个人来到这个世界上都是独一无二的。我们没有理由仅仅去当别人的粉丝而为别人喝彩，我们首先要做自己的粉丝。我们每一个人都值得拥有精彩和幸福的人生。弹穴位法可以帮助您勇敢地追求自己的梦想，活出美满的人生。

祝您在追求梦想的道路上好运！

如果我能与您相遇，无论是在网络中还是在现实中，那时，如果您告诉我这本书帮助到您了，将会是送给我的最好礼物。

最后，这本书由于涉及很多精神层面的内容，对多数人来说是比较复杂的范畴。本人水平有限，只是以个人的体验和自己的学习体会来和大家交流。一定还有许多的瑕疵。请不吝指教为盼。

田茂平

2014 年 8 月于加拿大哈法利克斯

本书知识要点

- 弹穴位情绪释放法最重要的概括：所有的负面情绪都是人体微能量系统发生障碍（也就是经络系统不通）引起的。弹穴位可以打通经络，清除负面情绪。

- 根据国内最新的科学研究成果表明，经络系统是人体排除代谢物（毒素）的通道，是人体的环保系统。经络不通就百病丛生，病包括身心疾病。

- 我们可以在各条经络上选取关键穴位来弹打，以疏通整条经络，治疗身心疾病。

- 根据科学研究，弹穴位可以降低人体紧张素可的松的水平，从而改善情绪；刺激穴位可以即刻缩小杏仁体，从而降低人的恐惧感。

- 人的情绪和行为主要（90%）是受潜意识控制的，其次（10%）才是由意识所影响。

- 弹穴位情绪释放法巧妙地结合了弹穴位和自我认可的语言，弹穴位改变潜意识，说爱和接受自己改变意识，从而对人的情绪进行全面调节。

- 弹穴位情绪释放法简单有效，人人可学。弹穴位情绪释放法可以运用于提高自我心理健康水平，提高家庭教育水平，以及治疗焦虑症，恐惧症和抑郁症。弹穴位情绪释放法和针灸等传统中医疗法结合，对很多疾病可以生产很好的治疗效果。

- 经过和其他情绪调节疗法和思想进行比较研究，我认为弹穴位情绪释放法在理论上和实效上都高于其他疗法，是一种划时代的心理疗法。

- 弹穴位情绪释放法源于经络理论，结合了心理疗法的核心理念，扩展了经络治疗心理疾病的范畴，为中医心理学的发展提供了一个很好的方向。